Dave Smith

Gesund und fit durch Radfahren

Eine Anleitung für erfolgreiches und ganzheitliches Training

1. Auflage 2002

Übersetzung: Klaus G. Erdbrügger

ISBN 3-87073-302-0

Inhalt

Radfahren ist ein Sport für jeden – Männer, Frauen und Kinder. Der finanzielle Aufwand kann durchaus im Rahmen bleiben, und unter ärztlicher Aufsicht bzw. dank geeigneter Hilfsmittel können auch Ältere sowie Körperbehinderte sich in den Sattel schwingen. Und das Allerbeste: Das Fahrrad ist nicht nur Sportgerät, sondern auch Verkehrsmittel, und zwar eines, das Spaß macht und kein Benzin verbraucht.

Radfahren ist von daher ideal, um Gesundheit und Fitness zu fördern, weil es die Gelenke nicht so belastet wie z.B. Laufen. Auch als kompletter Neuling werden Sie bereits nach wenigen Tagen Leistungsfortschritte feststellen, sobald Sie ein Trainingsprogramm begonnen haben.

Dieses Buch soll Ihnen die hierzu nötigen Informationen geben, übersichtlich und praxisgerecht. Es macht keinen Unterschied, ob Sie noch nie auf einem Fahrrad gesessen haben oder bereits mehr oder weniger regelmäßig Rad fahren. Die Lektüre dieser Seiten lässt Sie verstehen, welche enormen gesundheitlichen Vorteile Ihnen das Fahrrad bietet.

Zur Benutzung dieses Buches

»Gesund und fit durch Radfahren« richtet sich in erster Linie an Neulinge bzw. weniger erfahrene Radler. Darum geht es ganz von vorn los: Im ersten Teil besprechen wir, was Gesundheit bzw. Fitness bedeuten und wie Radfahren sich hierauf positiv auswirken kann. Im zweiten Teil findet der Anfänger Hinweise zum Kauf eines Fahrrades und der sonstigen Ausrüstung. Wer schon ein Rad und das nötige Zubehör besitzt, kann daher gleich zum dritten Teil übergehen, wo es um Fahrtechnik, allgemeine Trainingsprinzipien und spezielle Trainingsprogramme und Abläufe geht. Hier behandeln wir auch die wichtige Peripherie des Radsports: Ernährung sowie Dehnungsübungen und Ergänzungstraining.

Einleitung

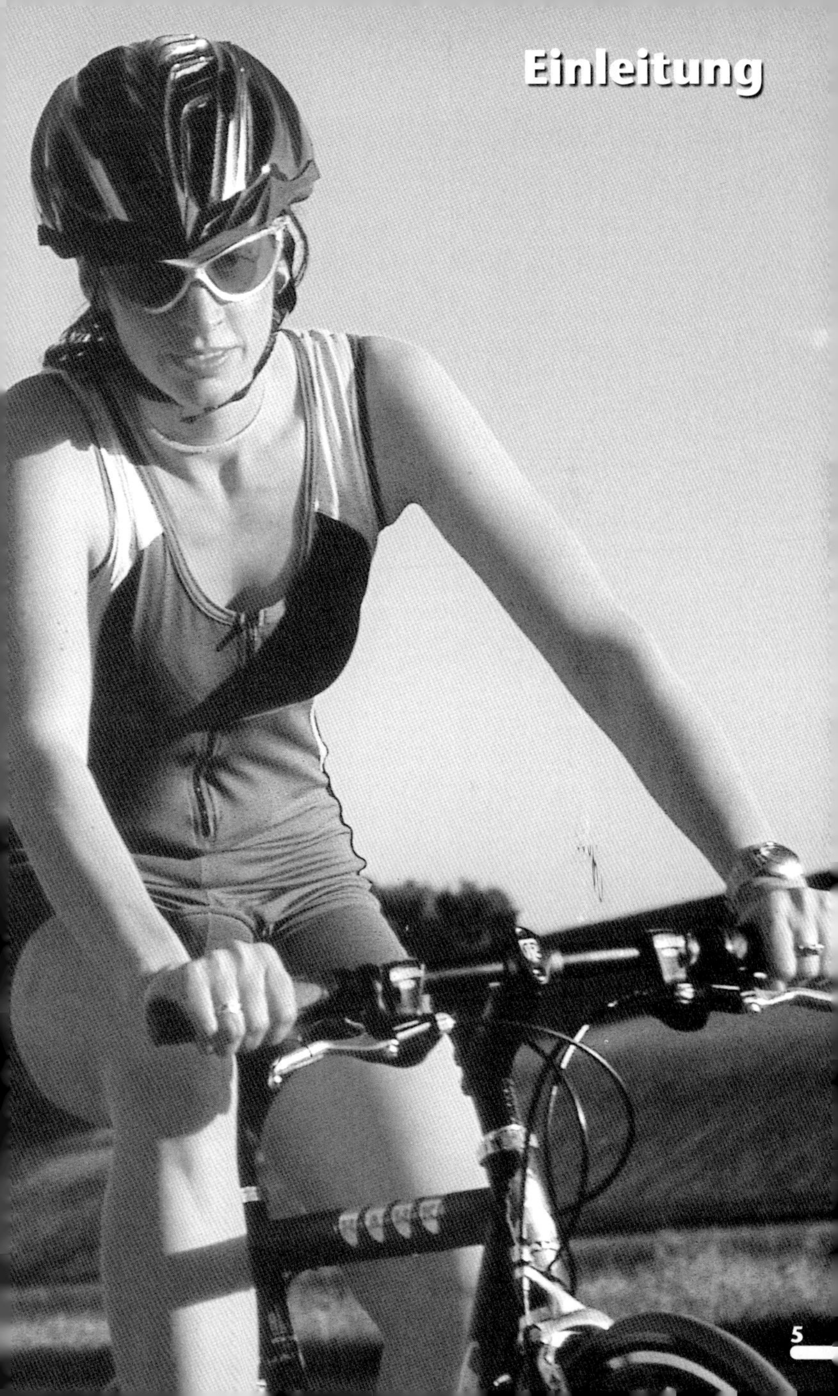

Radfahren, Gesundheit und Fitness

Definition der Begriffe »Gesundheit« und »Fitness«

Noch immer verwechseln viele Menschen Gesundheit mit Fitness oder setzen beides gleich. Dies überrascht, denn die Fitness-Industrie ist in den letzten 15 Jahren enorm gewachsen, und damit auch das Verständnis der verschiedenen Prozesse körperlicher Betätigung.

Gesundheit ist die Abwesenheit von Krankheit. Fitness dagegen die Fähigkeit, mechanische Arbeit zu leisten – zum Beispiel einen Bierkasten vom Auto in den Keller zu tragen. Man kann gesund sein, ohne fit zu sein, und umgekehrt. Auch eine vollkommen gesunde Person wird ohne ausreichende Fitness bei körperlicher Arbeit schnell ermüden. Umgekehrt kann ein durchtrainierter Radfahrer äußerst fit sein, aber dennoch an Asthma oder einer anderen Gesundheitsstörung leiden.

Allgemein gilt jedoch, dass eine Steigerung der Fitness, vernünftig und mit Augenmaß durchgeführt, zum Erhalt der Gesundheit beitragen kann und noch eine Reihe weiterer körperlicher und psychologischer Vorteile bietet. Diesen Gewinn werden wir im ersten Kapitel kurz betrachten und uns dann den spezifischen Vorzügen des Radfahrens zuwenden, das hervorragend geeignet ist, Ihre Fitness – und damit auch Ihre Gesundheit – zu fördern.

Die verschiedenen Komponenten der Fitness

Die Fähigkeit, körperliche Arbeit zu verrichten, hängt direkt davon ab, wie sehr Ihr Leistungsvermögen entwickelt ist, und zwar jeweils im Hinblick auf spezifische Bereiche. Um zum Beispiel eine schwere Last wiederholt zu heben, benötigen Sie zunächst die Kraft, die Last überhaupt anzuheben. Die Ausdauerleistung der Muskulatur bestimmt dann, wie oft Sie diese Kraft aufbringen können.

Die verschiedenen Aspekte der Fitness lassen sich zwei grundsätzlichen Bereichen zuordnen: Gesundheit und Sport. Gesundheitsrelevante Komponenten beziehen sich auf die Fähigkeit, Aufgaben des täglichen Lebens zu bewältigen (vgl. Tabelle 1.1). Hierzu gehören eine gesunde Lunge, flexible Muskeln und Gelenke und ein angemessener Körperfettanteil. Die Wissenschaft lehrt, dass hohe gesundheitsbezogene Fitness bei vielen Krankheiten das Risiko, sie zu bekommen, deutlich senkt. Menschen, deren Gesundheit bereits gestört ist, können häufig ihren Zustand durch ein ärztlich kontrolliertes Fitnessprogramm verbessern.

Gut entwickelte gesundheitsbezogene Fitness der verschiedenen Bereiche, wie in Tabelle 1.1 dargestellt, ist bereits eine erstklassige Voraussetzung für Erfolg in vielen Sportarten, besonders solchen, bei denen es auf kontinuierliche, rhythmische Bewegungen ankommt und die, zumindest auf Freizeitniveau, keine komplexeren Fertigkeiten erfordern. Laufen und Radfahren sind hierfür gute Beispiele.

Tabelle 1.1 Gesundheitsbezogene Fitnesskomponenten

Komponente	*Funktion*
Leistungsfähigkeit von Herz und Lunge	*Die Leistungsfähigkeit des Herz-/Lungensystems stellt die wichtigste Funktion des gesamten Körpers dar.*
Muskelkraft	*erforderlich zum Heben und Tragen*
muskuläre Ausdauer	*bestimmt das Durchhaltevermögen bei repetitiver Muskeltätigkeit*
Flexibilität	*die Beweglichkeit von Muskeln und Gelenken*
Körperstatur	*das Verhältnis von Fett zu Muskelmasse*

Tabelle 1.2 Sportbezogene Fitnesskomponenten

Komponente	*Funktion*
Geschwindigkeit	*die Fähigkeit, Bewegungen schnell auszuführen*
Beschleunigung	*das Vermögen, Kraft schnell aufzubauen*
Reaktion	*schnelle Anpassung an Umfeldveränderungen*
Fertigkeiten	*Koordination verschiedener Sinne (optisch, akustisch, taktil) mit präziser muskulärer Reaktion*
Gleichgewicht	*Grundlage für die Mehrzahl aller Fertigkeiten*

Das Erzielen einer guten allgemeinen Fitness spielt bei vielen Sportlern eine wichtige Rolle in ihrem Training. Zu sportlichem Erfolg gehören aber noch einige weitere Komponenten. Diese sind in Tabelle 1.2 dargestellt. Gute Sportler kombinieren ausgeprägte allgemeine Fitness mit einem hochentwickelten Nervensystem, das komplexe Fertigkeiten, schnelle Reaktionen sowie eine verzögerungsfreie und kraftvolle muskuläre Tätigkeit ermöglicht.

Das Konzept physischen Trainings

Zur Entwicklung der Fitnesskomponenten muss der Körper trainiert werden. Physisches Training beruht auf der Reaktion des menschlichen Körpers auf Belastung. Führt ein Büroangestellter schwere körperliche Arbeit aus, z.B. in seinem Garten, wird die Haut seiner Hände als Folge der ungewohnten Tätigkeit verhornen. Der Körper passt sich an die Anforderungen an. Wird die manuelle Arbeit dann auf Dauer eingestellt, verweichlicht die Haut allmählich wieder.

Dieses allgemeine Prinzip findet auf jede Art körperlichen Trainings Anwendung. Radfahren ist eine der vielen Formen, den Körper in positivem Sinne zu belasten, um die Funktion diverser physiologischer Systeme zu optimieren. Laut des American College of Sports Medicine reichen drei wöchentliche Trainingsfahrten á 45 Minuten bei einem Tempo, das die Atmung beschleunigt, aber noch eine Unterhaltung ermöglicht, für die Steigerung der Herz-/Lungenfunktion aus, der wichtigsten gesundheitsbezogenen Fitnesskomponente (siehe auch S. 13).

Mit der Zeit gewöhnt sich der Körper jedoch an regelmäßige, gleichbleibende Belastung. Um eine kontinuierliche Steigerung der Fitness zu erzielen, muss das Trainingsniveau daher zunehmend erhöht werden. Diese und andere essentielle Trainingsprinzipien werden in Kapitel 5 dargestellt.

Training, Gesundheit und Wohlbefinden

Regelmäßiges physisches Training führt zu einer Verbesserung der allgemeinen Fitness. Zusätzlich kann ein aktiverer Lebensstil eine Reihe weiterer gesundheitlicher Vorteile mit sich bringen, sowohl auf körperlichem als auch seelischem Gebiet.

Körperliche Effekte

Bestimmte Krankheiten werden durch Bewegungsmangel entweder ausgelöst oder gefördert. Hierzu gehören Fettleibigkeit und Herzprobleme.

Regelmäßige körperliche Betätigung kann Folgendes bewirken:

- Geringeres Risiko frühzeitigen Todes, insbesondere wegen Herzkrankheiten
- Geringeres Risiko anderer Krankheiten, wie zum Beispiel Diabetes und Darmkrebs
- Reduzierung überhöhten Blutdrucks

- Beschleunigung des Stoffwechsels, Abbau von Fett und somit Kontrolle des Gewichts
- Aufbau und Erhalt gesunder Knochen, Muskeln und Gelenke
- Stärkung des Immunsystems, des körperlichen Schutzschildes gegen Krankheit
- Bei älteren Menschen Erhöhung von Leistungsfähigkeit, Koordination und Mobilität

Psychologische Effekte

Training hat auch mannigfaltige geistige Auswirkungen. Es führt zu gesteigerter Produktion von Monoamin, einem Stoff, der im Gehirn Stimmungen steuert und positives Denken fördert. Sport kann deshalb durchaus süchtig machen. Hierzu gehört auch, dass körperliche Betätigung das Peptid-Niveau im Körper zu steigern scheint, insbesondere der opiatischen Peptide, denen das Rauschgefühl zugeschrieben wird, das sich häufig bei besonders intensiver physischer Anstrengung einstellt.

Allgemein werden körperlicher Betätigung die folgenden seelischen Effekte zuerkannt:

- Steigerung von Selbstbewusstsein und Ausgeglichenheit
- Verringerung von Erregbarkeit, Angstzuständen, Depressionen und Spannungen

Warum ausgerechnet Radfahren?

Von den zahlreichen Sportarten, mit denen sich die hier dargestellten positiven Effekte körperlicher Betätigung erzielen lassen, ist Radfahren nur eine. Es zeichnet sich aber durch das große Potential an spaßfördernder Abwechslung aus – vom Ergometer im Fitnessclub über das mehr oder weniger entspannende Straßenfahren bis hin zu den Herausforderungen des Bikens im Gelände. Ferner bieten sich viele Möglichkeiten, an Wettkämpfen teilzunehmen. Die diversen Optionen werden in Kapitel 2 behandelt.

Wichtig ist auch, dass Radfahren auf Freizeitniveau – wie Schwimmen und Laufen – eine aerobe Sportart darstellt. Aerob bedeutet »mit Sauerstoff« und bezieht sich auf den chemischen Pfad, auf dem der Körper Sauerstoff zur Energieerzeugung heranzieht.

Training und die Stoffwechselfunktionen des Körpers

Der Stoffwechsel, d.h. das Energieversorgungssystem des Körpers, beliefert die Muskeln mit Brennstoff (Kohlehydrat, Fett und Protein). Der Muskel setzt den Brennstoff in Adenosinthriphosphat (ATP) als die von ihm nutzbare Energieform um. Dies kann entweder aerob (d.h. ausschließlich mit Sauerstoff) geschehen, oder aber auch anaerob (d.h. unter Sauerstoffmangel). Der anaerobe Stoffwechsel übernimmt einen Teil der Energieversorgung, sobald die Sauerstoffzufuhr allein hierzu nicht mehr ausreicht. Dies ist zum Beispiel bei Belastungsspitzen der Fall. Für den Einsteiger, der in erster Linie seine allgemeine Fitness steigern will, ist jedoch die aerobe Energieproduktion von größerem Belang.

Bei aerobem Training wird die Belastung so gewählt, dass das Sauerstoffsystem den größten Teil der für die Muskelkontraktion benötigten Energie liefert. Dies steigert die Leistung von Herz, Lungen und Blutkreislauf und fördert damit die Gesundheit. Ferner stützt sich der aerobe Stoffwechsel neben Kohlehydraten auch auf Fett und trägt damit dazu bei, die Fettverbrennung des Körpers anzukurbeln. Dieser Fettabbau stellt häufig die Hauptmotivation dafür dar, ein Trainingsprogramm anzugehen.

Anaerobe Betätigung zieht dagegen ausschließlich Kohlehydrate und energiereiche Phosphate als Energieträger heran. Im Blut finden sich Kohlehydrate schlicht als Glukose (Traubenzucker). Gespeichert wird Zucker im Körper in Form des kompakteren Glykogen (Stärke), auf das schneller zugegriffen werden kann, z. B. bei plötzlichen Belastungsspitzen. Näheres hierzu findet sich in Kapitel 8.

Das Muskelsystem – Antriebsmotor des Körpers

Der Stoffwechsel liefert Energie, die Muskeln die Leistung.

Die physikalische Größe der Leistung ist das Watt (W). Ein Watt entspricht einem Joule pro Sekunde. Dies ist die erforderliche Leistung, um eine Masse von einem Newton (0.102 kg) innerhalb einer Sekunde über eine Strecke von einem Meter zu bewegen. Profi-Radfahrer erbringen über eine Dauer von einer Stunde eine Leistung von 400 Watt sowie Leistungsspitzen (weniger als zwei Sekunden) von über 2 kW. Der Freizeitradfahrer kann mit 200 W Dauerleistung rechnen, bei kurzfristiger Maximalleistung von 800 W.

Die folgende Gleichung ermöglicht, die für die Bewältigung einer Fahrstrecke erforderliche Leistung zu berechnen:

$$\textit{Durchschnittliche Leistung} = \frac{\textit{Gesamtarbeit}}{\textit{Fahrzeit}} = \frac{\textit{Gesamtenergieumsatz}}{\textit{Fahrzeit}}$$

Beim Radfahren spielen die Beinmuskeln die größte Rolle, und hier hauptsächlich Bi- und Quadrizeps des Oberschenkels sowie im Unterschenkel der Gastrocnemius und der Soleus (s. S. 115). Muskeln bestehen aus Bündeln langer, fadenähnlicher Fasern, deren Kontraktion das Pedalieren bewirkt. Es gibt vier Arten von Muskelfasern. Hiervon interessieren uns aber nur drei, da der vierte Typus (FT III) äußerst selten ist.

Arten von Muskelfasern

- *Langsam kontrahierende Sauerstoffverbrenner. Auf ermüdungsfreie aerobe Dauerleistung ausgelegt.*
- *Schnell kontrahierende Zuckerspalter. Die Kraftquelle für kurze anaerobe Spitzenleistung wie z.B. Sprints. Ermüden schnell, da sie keinen Sauerstoff umsetzen können.*
- *Schnelle, sauerstoffverbrennende Zuckerspalter. Das Optimum für den Radfahrer. Tragen wegen der Möglichkeit der Sauerstoffverbrennung zur Ausdauer bei, können aber gleichzeitig Hochleistung erbringen – ideal für die kurze, knackige Steigung oder um den Anschluss ans Feld zu finden. Durch Training lassen sich diese Fasern dazu bringen, sich vom Verhalten her den langsamen Sauerstoffverbrennern anzunähern.*

Das genetisch festgelegte Größenverhältnis der verschiedenen Muskelfasermassen zueinander bestimmt weitgehend die Eignung für einen bestimmten Sport bzw. sogar für eine bestimmte Disziplin innerhalb dieser Sportart. Das prozentuale Verhältnis lässt sich durch Training nicht beeinflussen, wohl aber die absolute Größe der Muskelmasse und deren Effizienz. Wie jedes andere physiologische System des Körpers reagieren Muskeln auf Belastung und passen sich ihr an. Radfahrtraining steigert daher Stärke und Wirkungsgrad der Muskeln und somit eine wichtige Komponente allgemeiner Fitness. Die Auswirkungen von Ausdauertraining auf Muskelstruktur und -funktion sind in Tabelle 1.3 dargestellt.

Radfahren stellt in der Regel keine ausreichende Belastung dar, um Muskelmasse aufzubauen. Dagegen wird durch den Abbau des zwischen den Muskelfasern eingelagerten Fettes der Muskeltonus gesteigert. Individuell unterschiedlich ist jedoch manchmal insbesondere bei Trainingsbeginn auch ein zum Teil erheblicher Muskelzuwachs zu beobachten. Da Radfahren überwiegend die Beinmuskulatur stärkt, müssen die übrigen Muskelgruppen (Arme, Rücken, Brust und Bauch) gezielt separat trainiert werden, wenn man auf Ganzkörperfitness Wert legt. Einige geeignete Übungen hierzu werden am Schluss von Kapitel 6 vorgestellt.

Puls und Trainingszonen

Den einfachsten Weg zur Beurteilung seines Fitnessniveaus während des Trainings stellt für den normalen Radfahrer sein Puls dar. Hierzu folgt an dieser Stelle ein kurzer Abriss. Genaueres findet sich bei den Trainingsprinzipien in Kapitel 5.

Träger des Sauerstoffs im Körper ist das Blut, genauer gesagt das Hämoglobin, an das sich der Sauerstoff anheftet, um von den Lungen zu den Muskeln transportiert zu werden. Diese roten Blutkörperchen bringen den Sauerstoff zunächst von der Lunge zum Herzen, einem als Pumpe fungierenden Muskel. Seine linke Kammer pumpt das Blut in den Körper, während die rechte das sauerstoffarme Blut zurück zur Lunge befördert, damit es dort wieder mit Sauerstoff angereichert werden kann. Das Ausstoßvolumen der linken Herzkammer lässt sich durch regelmäßiges aerobes Training steigern. Dies ist ein sehr wichtiger Beitrag regelmäßigen Ausdauertrainings zu Ihrer Gesundheit.

Tabelle 1.3 Auswirkungen von Ausdauertraining auf Muskelstruktur und -funktion

Gesteigert werden jeweils:

- *Zahl und Größe der Mitochondrien, der Energieproduzenten, die innerhalb der Muskeln für den aeroben Stoffwechsel zuständig sind,*
- *die Menge eines bestimmten Enzyms zur aeroben Herstellung von ATP, ohne dass Milchsäure als Abfallprodukt entstünde,*
- *die Zahl derjenigen Enzyme, die für die Verbrennung von Fett als einer alternativen Energiequelle erforderlich sind,*
- *das Vermögen, Glykogen zu verarbeiten,*
- *die Größe der langsam kontrahierenden Muskelfasern,*
- *das Volumen der die Muskeln versorgenden Kapillargefäße, so dass den Mitochondrien mehr Sauerstoff zugeführt werden kann,*
- *die Myoglobinmenge des internen Sauerstoffspeichers der Muskeln.*

Bei körperlicher Belastung erhöht sich der Puls, damit der steigende Sauerstoffbedarf der aktiven Muskeln durch eine größere Menge Blut befriedigt wird. Der Anstieg des Pulses lässt somit Rückschlüsse auf den Grad der Auslastung des Herz-/Kreislaufsystems zu, d.h. auf die Trainingsintensität. Anhand des Pulses kann dadurch auch die individuelle Trainingszone ermittelt werden. Diese wird als Prozentsatz des Maximalpulsbereiches ausgedrückt. Zu beiden Konzepten liefert Kapitel 5 Einzelheiten.

Optimierung des Herz-/Kreislaufsystems

Die Leistungssteigerung des Herz-/Kreislaufsystems hängt direkt von dem Maß der Belastung des Körpers beim Radfahren ab. Die drei wichtigen Parameter des Trainings sind:

- **Frequenz** (die Abstände, die zwischen den einzelnen Trainingseinheiten liegen)
- **Dauer** (die Länge jeder Trainingseinheit)
- **Intensität** (d. h. wie schwer oder leicht die Trainingseinheit angelegt ist)

Diese drei Parameter werden in Kapitel 5 ausführlich besprochen. Bei sinnvoller Zusammensetzung eines längerfristig angelegten Trainingsprogramms kann sich die Sauerstoffmenge, die unter Belastung maximal aufgenommen werden kann (VO_2max), um bis zu 30% steigern, speziell bei Personen, die das Training mit einem geringen Leistungsniveau aufnehmen und viel Gewicht verlieren. Seine Bewegungsrhythmik im aeroben Bereich qualifiziert Radfahren als ausgezeichnete Ausdaueraktivität zur Steigerung des VO_2max und damit zur Stärkung von Herz und Kreislauf.

Zusammenfassung

Diese kurze Einführung verdeutlicht den enormen Gewinn für Fitness und Gesundheit und damit die Lebensqualität insgesamt, den ein regelmäßiges, längerfristig angelegtes Training, speziell auf dem Fahrrad, bedeutet. Im Folgenden werden wir sehen, dass auch ein absoluter Fahrradneuling in kurzer Zeit in diesen sehr viel Spaß und Befriedigung mit sich bringenden Sport einsteigen und dann äußerst schnell große Fortschritte verbuchen kann.

Das Material

Die richtige Wahl

Zubehör

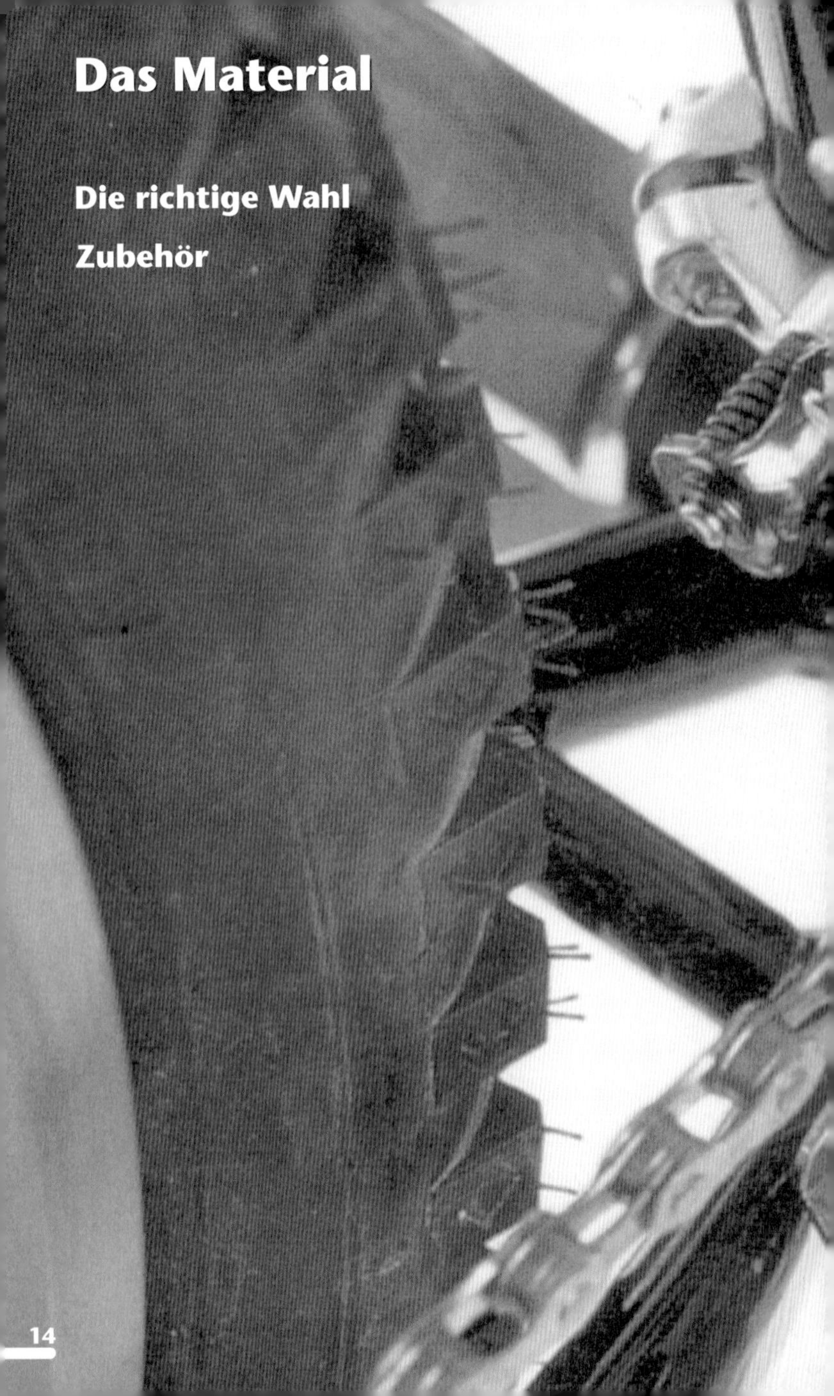

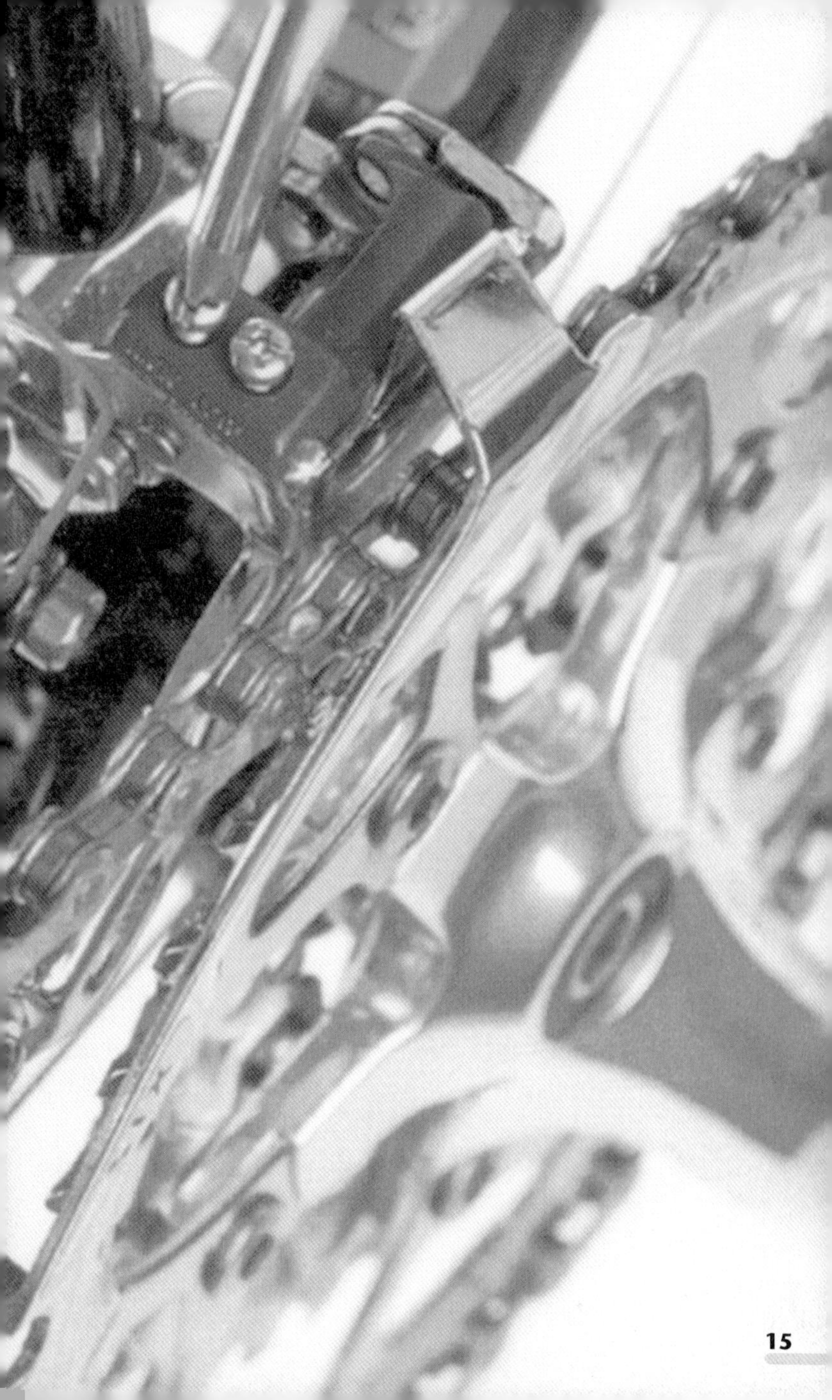

Die richtige Wahl

Dem Fitness-Interessierten bieten sich vier verschiedene Bereiche des Radfahrens zur Wahl: Ergometer, Straße, Gelände, Bahn. Die Entscheidung hängt vom Geldbeutel, dem Wohnort, der Abenteuerlust und den gesteckten Zielen ab. In diesem Kapitel werden die unterschiedlichen Möglichkeiten vorgestellt und auf den Gewinn an Spaß und Fitness, den finanziellen Aufwand und etwaige Gefahren hin abgeklopft.

Die Wahl des Radsportsektors

Ergometer-Radfahren

Ob zu Hause oder im Fitness-Club – auf dem Fahrradergometer (»Hometrainer«) können Sie ein hohes Niveau aerober Fitness erreichen, ohne sich einem einzigen Regentropfen auszusetzen. Meistens lassen sich Fahrleistungen, Puls und Energieverbrauch elektronisch überwachen. Auch wenn »richtige« Radfahrer dies nicht gern hören: Es ist möglich, auf dem Ergometer ein komplettes Radfahr-Fitnessprogramm durchzuführen. In besonders hügeligem Gebiet sind Neulinge eventuell anfänglich auf das Ergometer sogar zwingend angewiesen, um die nötige Grund-Fitness aufzubauen, mit der sie sich überhaupt erst auf die Straße trauen können.

Viele Fitness-Center bieten sogenannte Spinning-Programme, bei denen die Teilnehmer gemeinsam zu den Anweisungen des Trainers auf dem Ergometer fahren. Wer ohnehin schon Mitglied eines Sportstudios ist, kann sich mit der Nutzung der dortigen Ergometer die Ausgaben für ein »richtiges« Fahrrad sparen. Allerdings verzichtet er auch auf den Spaß einer rasanten Abfahrt bzw. die Freuden des Anblicks reizvoller Landschaften, die man mit eigener Kraft durchquert. Auch »richtige« Radfahrer sind aber gut beraten, sich mit dem Ergometer (oder einer Trainingsrolle) anzufreunden, wollen sie ihre hart erworbene Fitness über die kurzen, dunklen und feuchten Wintertage hinweg retten. Vor- und Nachteile des Ergometer-Trainings werden in der unten stehenden Tabelle zusammengefasst.

Straßenfahren

Man kann auf der Straße sowohl entspannt als auch wettkampfmäßig fahren. Regelmäßige Radtouren zwischen 20 und 60 Minuten machen Spaß und sind für die Fitness äußerst förderlich. Sie erfordern einzig ein verkehrssicheres und auf die Größe des Fahrers korrekt eingestelltes, beliebiges Fahrrad. Erst für Radtouristik oder gar -rennen stellt sich die Frage der Anschaffung leichten, schnellen Materials.

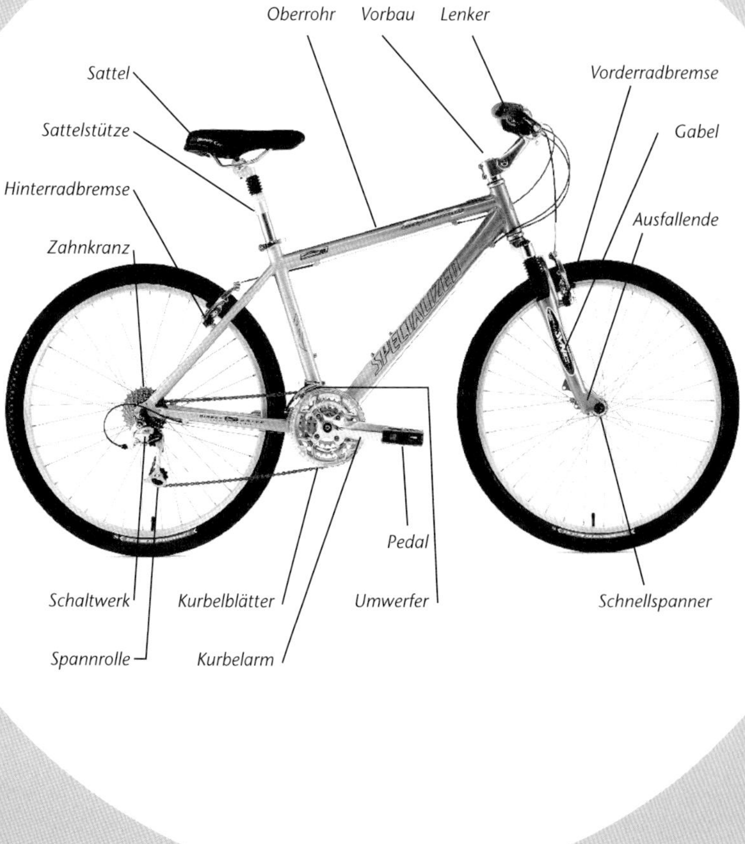

Abb. 2.1 Anatomie des Fahrrades

Die allermeisten Radfahrer bewegen sich auf der Straße oder Radwanderwegen. Je nach Leistungsniveau kann man hierbei die nähere Umgebung im Umkreis von 30 bis 50 km erkunden und dabei trainieren. Zwar stellt der Verkehr auf der Straße ein gewisses Risiko für den Radfahrer dar, doch gibt es auch in hoch verkehrsbelasteten Innenstädten meist Parks oder Radwege. Im ländlichen Raum finden sich eine Unzahl ruhiger Landstraßen und abseits der Straße liegende Radwanderwege. Auf der Straße lassen sich berauschend hohe Geschwindigkeiten erzielen, und es stellt sich schnell ein Gefühl der Freiheit und Unabhängigkeit ein. Auch wer letztendlich Radtouristik oder -rennen anpeilt, braucht nicht unbedingt gleich am Anfang hochspezialisiertes Material. Sogar viele Radrenn-Profis haben auf dem Hollandrad ihrer Mutter einmal klein angefangen!

Tabelle 2.1 – Ergometer-Radfahren

Vorteile

- *Zu Hause vergleichsweise kostengünstig*
- *Im Studio gute Gelegenheit zum Training in einer Gruppe*
- *Erfordert keine besonderen Fertigkeiten*
- *Manche Ergometer erlauben gleichzeitiges Trainieren von Armen bzw. Oberkörper*
- *Gefährdung durch Verkehr entfällt*
- *Bestätigung der Fortschritte durch exakte Messwerte*
- *Im Sportstudio leicht mit anderen Fitness-Aktivitäten zu kombinieren*
- *Wetterunabhängigkeit*
- *Ideal zum Aufbau eines Grundniveaus an Fitness, z.B. bei steigungsreicher Wohnumgebung*
- *Gutes Wintertraining auch für Straßen-/Geländefahrer*

Nachteile

- *Monotonie erschwert das Durchhalten längerer Trainingseinheiten*
- *Meist hohe Umgebungstemperatur*
- *Abhängigkeit von den Öffnungszeiten des Sportstudios*
- *Zeitverlust für Anfahrt zum Sportstudio*
- *Ununterbrochene Bewegung (d.h. ohne verkehrsbedingte Zwangspausen) erhöht die Gefahr des Wundscheuerns, von Gelenkbeschwerden oder ähnlicher Probleme*
- *Dauernde Kosten für das Sportstudio*

Tabelle 2.2 – Straßenfahren	
Vorteile	***Nachteile***
• *Straßen und Wege gibt es im Überfluss* • *Kostengünstig, da kein spezielles Fahrrad erforderlich* • *Ideal zum Erzielen aerober Fitness* • *Relativ hohe Geschwindigkeiten verschaffen Erfolgserlebnis* • *Gut geeignet zum Fahren in der Gruppe / mit einem Club (ADFC, Radtouristik)* • *Große Entfernungen können problemlos zurückgelegt werden* • *Abwechslungsreiche Umgebung* • *Im Notfall ist Hilfe meist schnell erreichbar* • *Kostengünstige, Spaß bereitende Fortbewegungsart*	• *Mögliche Gefährdung durch (motorisierten) Verkehr* • *Steigungen können anfangs Probleme bereiten* • *Gruppenfahren erfordert Disziplin* • *Schlechter Straßenzustand – inner- wie außerorts – kann Defekte verursachen*

Fahren im Gelände

Die Entwicklung des Mountainbikes (MTB) in den späten Siebzigern bot Fitness-Interessenten eine weitere hervorragende Möglichkeit zu sportlichem Training. Zusätzlich stellt das Fahren im Gelände eine Herausforderung an die technischen Fertigkeiten dar. Trotz seines Namens ist das MTB keinesfalls nur auf Berge fixiert – fast überall findet sich geeignetes Gelände bzw. freigegebene Feld- oder Waldwege, auf denen sich gut fahren lässt, ohne sich mit motorisiertem Verkehr auseinandersetzen zu müssen. Sogar in Innenstädten bieten sich häufig Gelegenheiten, z. B. in Parkanlagen. Während ein MTB zu Trainingszwecken auch auf der Straße gefahren werden kann, haben Räder, die für die Straße vorgesehen sind, nichts im Gelände zu suchen, da sie hierfür nicht stabil genug gebaut sind. (Siehe auch S. 21-26 – die Wahl des Rades.)

Tabelle 2.3 – Fahren im Gelände

Vorteile	*Nachteile*
• *Hoher Abenteuer- und Spaßfaktor – wenn man Schmutz nicht scheut* • *Findet abseits vom Verkehrsgeschehen statt* • *Naturnähe* • *Gut geeignet für Gruppen- / Clubausfahrten* • *Führt zu perfekter Beherrschung des Fahrrades* • *Erfolgserlebnisse beim Erlernen neuer Fahrtechniken* • *Trainiert auch den Oberkörper mit* • *Mountainbikes können auch auf der Straße gefahren werden* • *Problemlose Teilnahme an Wettkämpfen (weniger Lizenzzwang als auf der Straße)*	• *Erfordert ein spezielles, kompetentes Fahrrad* • *Abhängig von der Geländebeschaffenheit sind höhere Fertigkeiten als bei anderen Sparten des Fahrradfahrens erforderlich* • *Gegebenenfalls Anfahrt zu einem geeigneten Gelände* • *Extremes Gelände birgt Gefahren, vor allem für den Solofahrer und weitab der Zivilisation*

Bahnsport

Für den Fitness-Fahrer bieten sich kaum Gelegenheiten, auf einer Radrennbahn (draußen oder in der Halle) zu fahren. Da es nur wenige Bahnen gibt, spezielles Material erforderlich ist und sich die Fahrtechnik grundlegend unterscheidet, ist die Bahn die Domäne des fortgeschrittenen, wettkampforientierten Fahrers. Bahnräder sind gewöhnungsbedürftig – sie haben keine Schaltung, keine Bremsen und keinen Freilauf – solange die Maschine sich bewegt, muss getreten werden. Beim Steher- bzw. Derbyrennen werden hinter Schrittmachermotorrädern außerordentlich hohe Geschwindigkeiten erzielt. Wer Interesse daran hat, Runde um Runde durch die Kurvenüberhöhungen des Ovals zu jagen, wendet sich am besten an einen Radsportclub, der dann auch mit Tipps zu Material und Technik zur Seite steht.

Tabelle 2.4 – Bahnsport

Vorteile	*Nachteile*
• *Hervorragend für die Entwicklung aerober Fitness geeignet* • *Gute Gelegenheit für intensives Training* • *Ganzjährige, in der Halle wetterunabhängige Wettkampfmöglichkeiten*	• *Erfordert hochspezialisiertes Material* • *Für die meisten Aktivitäten auf der Bahn wird ein hohes Leistungsniveau bereits vorausgesetzt* • *Bahnfahren ist in aller Regel wettkampforientiert* • *Auf der Bahn ist spezielle Fahrtechnik erforderlich* • *Es gibt nur wenige Radrennbahnen (Zeitaufwand für Anfahrt)* • *Langes Solotraining auf der Bahn ist monoton*

Vor Beginn eines Fitness-Programms heißt es, sorgfältig aus den verschiedenen obigen Möglichkeiten die für Ihre persönlichen Interessen und Umstände am besten geeignete auszuwählen. Auch eine Kombination ist natürlich möglich. Wenn Ihr Training Ihnen Spaß macht, ist die Chance viel höher, dass Sie auch bei der Stange bleiben. Es gewinnt dann nicht nur Ihre Gesundheit, sondern Sie haben zusätzlich Ihr Leben auf Dauer um ein Hobby bereichert, das Ihnen Freude bereitet.

Die Wahl des Rades

Sobald Sie eine Radfahrsparte gewählt haben, stehen Sie vor einer unüberschaubaren Zahl in Frage kommender Fahrräder. Es gibt spezielle Fahrräder für jeden Zweck, Fahr- und Modestil, Geldbeutel und Fahrer. Wenn Sie eine Fahrradzeitschrift zur Hand nehmen, finden Sie eine Unzahl modernster, leichter und teurer Maschinen. Um mit dem Fahrrad wirksam zu trainieren, bedarf es keines teuren, hochspezialisierten Materials. Wirklich wichtig ist nur, dass Ihnen Ihr Fahrrad von der Größe her passt und sich in technisch einwandfreiem Zustand befindet. Ferner muss Ihre Kleidung bequem sein, und Sie brauchen angemessene Sicherheitsausrüstung (Helm, Handschuhe). Auf dem nagelneuen, teuren

MTB werden Sie nicht fitter als auf einem uralten Drahtesel. Es kommt ja nicht darauf an, schnell zu sein, sondern Ihren Kreislauf in Schwung zu bringen. Eine große Zahl wirklich guter Radfahrer fährt Räder, die alles andere als neu und ultramodern sind. Viele begehen den Fehler, darauf zunächst hinab zu sehen, nur um dann trotz ihrer teuren, technisch hochwertigeren Maschine hinterher zu schnaufen. Es kommt beim Radfahren in erster Linie auf den Fahrer an, nicht auf das Material. Es mag mehr Spaß machen, ein neues, schnelles Fahrrad zu haben, essentiell für ein wirkungsvolles Training ist dies jedoch nicht.

Es gibt prinzipiell sechs verschiedene Arten von sportlich orientierten Fahrrädern, die im Folgenden vorgestellt werden.

Fahrradgattungen

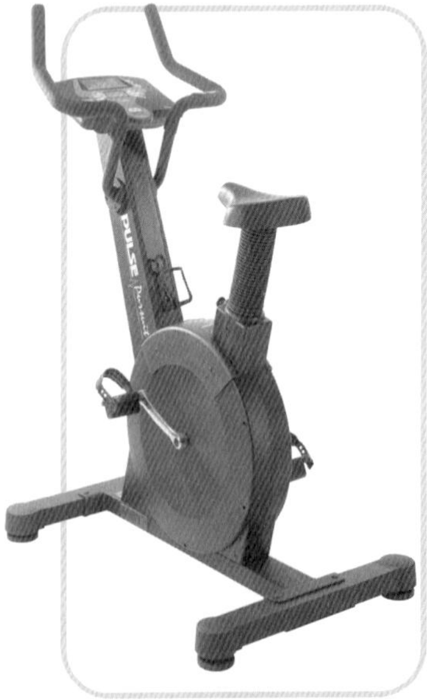

Fahrrad-Ergometer (»Hometrainer«)

Ein Fehlgriff beim Kauf sorgt anstatt eines erfolgreichen Trainingsprogramms für einen weiteren Staubfänger auf dem Dachboden. Gute Modelle haben eine möglichst große Schwungscheibe aus Metall, die einen wirklich runden Tritt ermöglicht. Fast alle Ergometer verfügen inzwischen über einen Computer, mit dem sich das Training überwachen und evaluieren lässt. Bevor Sie sich selbst ein Ergometer kaufen, sollten Sie sich in einem Sportstudio über die dort benutzten Modelle informieren und diese einige Wochen ausprobieren. Eventuell stellen Sie dann fest, dass Sie doch lieber im Freien fahren möchten. Bei einem Kaufgerät müssen Sie gegebenenfalls Sattel und Pedale entsprechend Ihrer Präferenzen austauschen. Stellen Sie die Fahrposition auf dem Ergometer genau so ein, wie Sie dies auch bei einem normalen Fahrrad tun würden (Vgl. S. 28-33). Eine flexible Alternative zum Ergometer ist der Rollentrainer, auf den Sie ein normales Fahrrad montieren, um so zum Beispiel bei schlechtem Wetter drinnen trainieren zu können.

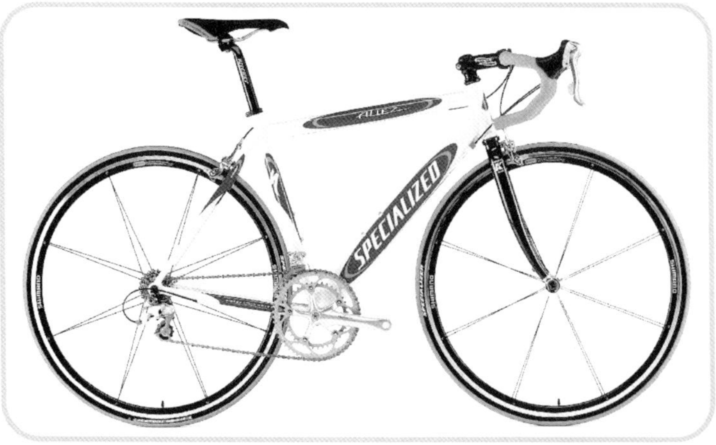

Rennrad

Rennräder haben schmale Hochdruckreifen (18-28 mm). Sie eignen sich für Radrennen, Radtouristik, Langstreckentouren und natürlich Fitness-Training – immer auf der Straße. Das Rennrad hat 28"-Laufräder und einen schmalen Sattel. Ein hochwertiges Rennrad wiegt nicht viel mehr als 8 kg, während auch Wettkampf-MTBs meist bei 12 kg liegen. Rennräder haben normalerweise 16 oder 18 Gänge, es sind aber heute auch 27 Gänge möglich.

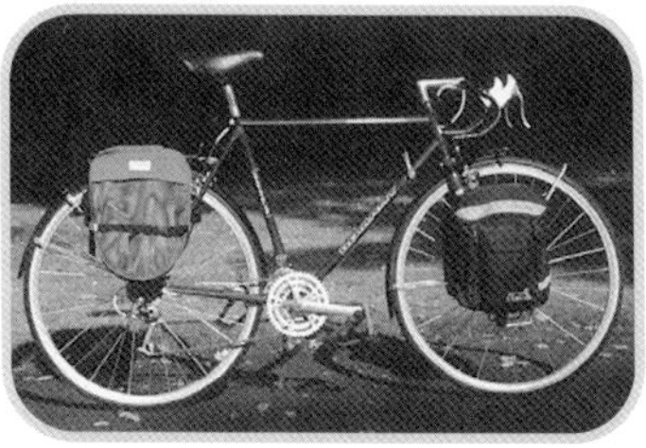

Reiserad

Das Reiserad ist die Maschine der Wahl für denjenigen, der mit großem Gepäck auf lange (mehrtägige) Touren gehen will und auf der Straße bleibt. Reiseräder haben einen großen Übersetzungsumfang, vergleichbar mit dem eines MTB. Sie wiegen etwas mehr als ein Rennrad und sind daher nicht ganz so agil.

Reiseräder sind meist mit geringfügig breiteren Reifen ausgerüstet (28-35 mm). Wie beim Rennrad findet sich hier meist der nach unten gebogene Rennlenker. Die Abwechslung, die dessen unterschiedliche Griffpositionen bieten, ermöglicht das problemlose Zurücklegen auch langer Strecken. Beim Reiserad fällt die Lenkerkrümmung in der Regel etwas weniger eng aus als beim echten Rennlenker.

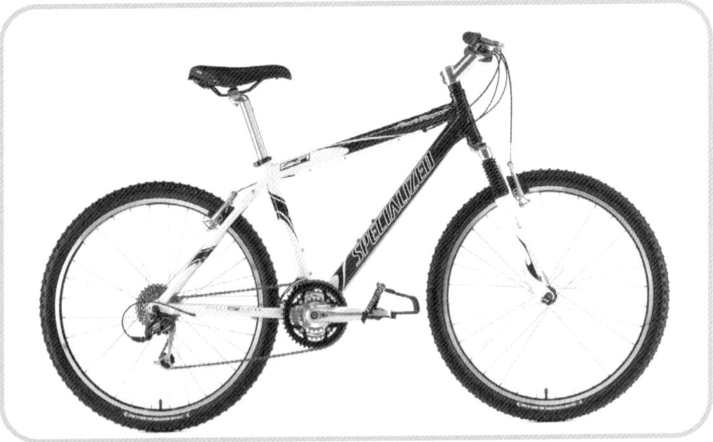

Mountainbike

Ein echtes Mountainbike ist von der Stabilität her auf die hohen Belastungen des Fahrens abseits befestigter Straßen ausgelegt. Billige Pseudo-MTB bieten dagegen lediglich dieselbe Optik, eignen sich aber tatsächlich nicht fürs Fahren im Gelände. MTB haben 26"-Bereifung mit bis zu 75 mm Breite, niedrigerem Luftdruck und Stollenprofil. Für längere Fahrten auf der Straße empfiehlt sich die Umrüstung auf unprofilierte Slickreifen, am schnellsten durch einen entsprechend bereiften zweiten Satz Laufräder. Das MTB hat einen flachen, manchmal auch absolut geraden Lenker, an dem gegebenenfalls Lenkerhörnchen (Bar-Ends) eine zweite Griffposition für ermüdungsfreieres Fahren bieten. Die Fahrhaltung ist etwas aufrechter als bei einem Rennrad. Vor allem aber fällt der Rahmen eines MTB immer 5-10 cm niedriger aus als ein Rennradrahmen, damit beim unfreiwilligen, schnellen Abstieg, mit dem im Gelände durchaus einmal zu rechnen ist, die Gefahr des schmerzhaften Aufsetzens auf dem Oberrohr minimiert wird. Beim MTB sind Federgabeln inzwischen fast Standard, und auch die Hinterbaufederung setzt sich immer mehr durch. Auch hier gilt, dass billige Systeme keine ausreichende und schon gar nicht auf Dauer befriedigende Funktion bieten.

Trekkingrad

Das Trekking- oder Hybridrad ist de facto ein MTB für Straße und unbefestigte Wege, nicht aber schweres Gelände. Es wiegt weniger und rollt leichter als ein Mountainbike. Die Reifen der 28"-Laufräder fallen

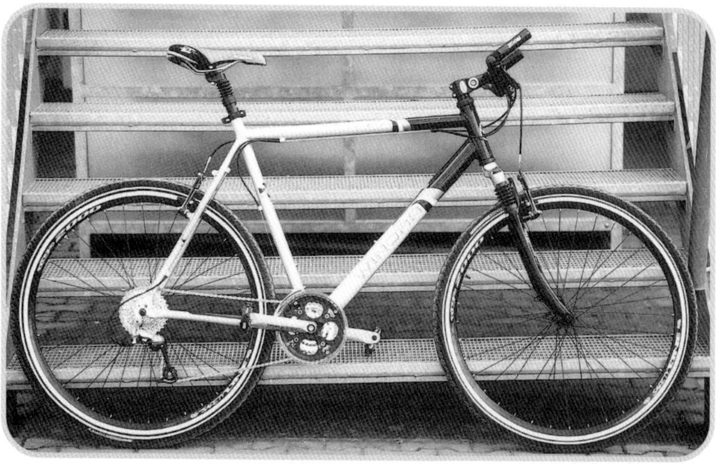

schmaler aus als beim MTB. Lenkergeometrie und Fahrhaltung sind dagegen identisch. Das Trekkingrad stellt für den Freizeit- und Fitness-Fahrer die universellste Maschine überhaupt dar.

Bahnrad

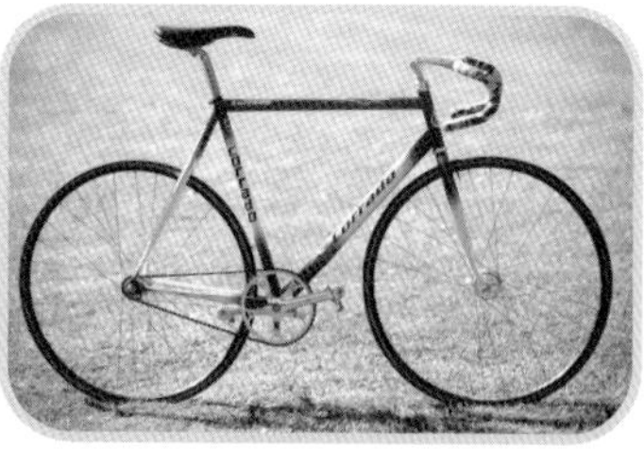

Das minimalistischste aller Fahrräder. Der Rahmen stammt vom Rennrad. Es gibt aber weder Schaltung noch Bremsen, so dass dieses Rad für die Straße weder geeignet noch zugelassen ist. Genauso wenig findet sich ein Freilauf – solange das Rad rollt, muss der Fahrer die Beine mitbewegen. Wenn Sie sich für den Bahnradsport entscheiden wollen, sollten Sie sich zunächst an einen Radsportclub wenden, um dort ein Rad auszuprobieren, bevor Sie selbst eine Maschine erwerben.

Hinweise für die Wahl des richtigen Rades

Die Wahl des für Sie optimal geeigneten Fahrrades hängt in erster Linie davon ab, wo Sie überwiegend fahren wollen – auf der Straße, im Gelände, auf der Bahn oder über Feld- und Waldwege. Abhängig von der Antwort auf diese Frage ergibt sich dann:

- Da eine glatte, asphaltierte Oberfläche keine besonderen Ansprüche an Konstruktion oder Stabilität des Rades stellt, können Sie jedes Fahrrad für den Einsatz auf der Straße heranziehen, auch das alte

Hollandrad, das noch hinten in Ihrer Garage steht. Am effektivsten lässt sich auf der Straße aber mit einem Renn- oder Reiserad fahren.

- Wer neben der reinen Straße auch mit Feld- und Waldwegen liebäugelt, ist mit einem Trekkingrad am besten bedient.
- Für Geländefahrten abseits von Straßen und Wegen benötigen Sie ein hochwertiges MTB.
- In der Stadt sind Mountain- oder Trekkingbikes sehr beliebt. Für diesen Zweck reichen auch preisgünstigere, nicht wirklich geländetaugliche MTB. Auch das Rennrad kann in der Stadt gefahren werden, nur sollten dann maximal breite und stabile Reifen aufgezogen werden (Schlaglöcher, Glas).
- Für den Solofahrer mag die geringere Geschwindigkeit eines MTB keinen Grund darstellen, es nicht doch auch auf der Straße zu fahren. Es wäre jedoch frustrierend, wollten Sie sich mit einem Mountainbike einer Gruppe anschließen, die mit schnellen Rennmaschinen ausgerüstet ist.
- Falls Sie damit rechnen, irgendwann einmal, und sei es nur vorübergehend für eine längere Urlaubstour, Gepäckträger und/oder Schutzbleche nachrüsten zu wollen, erleichtern Sie sich das Leben, wenn Sie beim Kauf eines »nackten« MTB, Trekking- oder Rennrades darauf achten, dass die Ausfallenden (die die Achsen der Laufräder aufnehmen) Gewindeaugen aufweisen.

Tabelle 2.5 – Die Eigenschaften der verschiedenen Fahrradgattungen

Spezifikation	*Fahrradmodell*				
	Rennrad	*Reiserad*	*MTB*	*Trekkingrad*	*Bahnrad*
Breite der Bereifung	*18-28 mm*	*35 mm*	*50-75 mm*	*18 - 28 mm*	*18 - 28 mm*
Gewicht (kg)	*8*	*10*	*12*	*10 - 12*	*8*
Übersetzung	*18 Gänge, eng gestuft*	*24-27 Gänge, großer Umfang*	*24-27 Gänge, großer Umfang*	*24 - 27 Gänge, großer Umfang*	*1 Gang (ohne Freilauf)*
Laufradgröße	*28"*	*28"*	*26"*	*28"*	*28"*
Einsatzgebiet	*Straße*	*Straße*	*Gelände*	*Straßen und Wege*	*Bahn*

Die Übersetzung

Die meisten sportlich orientierten Fahrräder sind mit Kettenschaltung ausgestattet. Am Hinterrad gibt es 5 bis 9 unterschiedlich große Ritzel und am Tretlager bis zu drei Kettenblätter, auf denen die Kette jeweils hin- und herbewegt werden kann. Das Verhältnis von Kettenblatt- zu Ritzelgröße bestimmt die Übersetzung. Aus den verschiedenen Kombinationen ergeben sich die unterschiedlichen Gänge. Deren Zweck ist es, dass der Fahrer stets gleichmäßig schnell pedalieren kann, egal ob er bergauf, bergab oder in der Ebene fährt. Je größer der Unterschied zwischen Kettenblatt und Ritzel, desto schwerer lässt sich der Gang treten, d.h. desto schneller muss man fahren, um in diesem Gang eine vernünftige Trittfrequenz zu erreichen.

Beim Rennrad sind die Gänge normalerweise sehr eng gestuft, damit die Trittfrequenz besonders präzise eingehalten werden kann. Da die Zahl der Gänge begrenzt ist, ergibt sich aus einer engen Abstufung ein geringer Gesamtumfang der Übersetzung. Der Rennradanfänger ist gut beraten, zunächst möglichst große Ritzel bzw. kleine Blätter montieren zu lassen bzw. eventuell sogar auch am Rennrad eine Dreifachgarnitur zu fahren. Der Fahrradhändler hilft und berät gern.

Bei MTB, Reiserad und Trekkingbike gibt es immer genug niedrige Gänge, um auch mit großen Steigungen fertig werden zu können, ohne sich übertrieben anstrengen zu müssen. Beim MTB sind die kleinen Gänge in Anbetracht heftiger Steigungen im Gelände, wie sie gern in einem Wettkampfparcour vorkommen, auch für gut trainierte Fahrer durchaus kein Luxus. Man kann aber nicht alles haben – bei vielen niedrigen Gängen fehlt es manchmal im oberen Bereich, so dass man eventuell darauf verzichten muss, bergab mit Rückenwind noch den berühmten Zahn zulegen zu können.

Der Kauf

Finger weg von billigen Kaufhausrädern. Deren beschränkte Qualität und Lebensdauer reicht für extreme Wenigfahrer oder schnell aus dem Rad herauswachsende Jugendliche, würde Ihnen aber bald den Spaß verderben. Wenden Sie sich an ein gut eingeführtes Fahrradgeschäft mit hochwertigen Produkten, wo Sie anständig beraten werden. Hier können Sie Ihr Rad dann auch professionell warten lassen – diesen Service bietet der Baumarkt sowieso nicht.

Auch wenn Sie erst am Anfang stehen, sollten Sie schon überlegen, wie sehr Sie sich letztendlich auf dem Gebiet des Radfahrens engagieren wollen. Möchten Sie gern schnell und furios fahren und eines Tages vielleicht am Start eines Rennens stehen? Unter diesen Umständen würde Ihnen ein Einsteigermodell nicht lange Freude bereiten. Andererseits lohnt sich für gelegentliche kurze Spazierfahrten keine teure Rennmaschine. Sofern Sie davon ausgehen, dass Radfahren eine zunehmend wichtigere Rolle in Ihrem Leben spielt, kaufen Sie ein Fahrrad »auf Zuwachs«. Auch wenn Ihre Fitness derzeit noch nicht ausreicht, um das Leistungspotential dieses Rades auszuschöpfen – eines Tages sind Sie soweit.

Brauchbare Fahrräder haben einen Rahmen aus CrMo-Stahl oder Alu. Die Felgen müssen aus Sicherheitsgründen in jedem Fall aus Alu bestehen (außer bei Trommel-/Scheibenbremse). Gedichtete Lager minimieren den Wartungsaufwand, so dass Sie mehr fahren können und weniger schrauben müssen. Achten Sie darauf, dass die Kettenblätter im Interesse ihrer Austauschbarkeit verschraubt und nicht genietet und nach Möglichkeit ebenfalls aus Alu gefertigt sind. Speichen sollten aus Edelstahl sein. Besonders hochwertige Speichen sind »gestaucht«, d.h. an einem oder beiden Enden dicker als in der Mitte.

Die richtigen Maße

Fahrräder müssen den Körpermaßen des Fahrers angepasst werden. Mit Erfahrung kann man dies selbst machen. Ansonsten wenden Sie sich an ein gutes Fahrradgeschäft. Die sogenannte Schrittfreiheit bestimmt die für Sie erforderliche Rahmenhöhe. Die Schrittfreiheit ist die Differenz zwischen der Höhe der Oberkante des Oberrohres über Grund und Ihrer Schrittlänge, wenn Sie vor dem Sattel mit beiden Füßen flach auf dem Boden stehen. Zur Ermittlung Ihrer Schrittlänge stellen Sie sich mit geschlossenen Füßen vor eine Wand, schieben einen Bleistift horizontal so hoch wie möglich zwischen Ihre Beine und markieren die Position an der Wand. Der vertikale Abstand zwischen Boden und Markierung ist Ihre Schrittlänge. Die gebräuchliche Schrittfreiheit finden Sie in der nachfolgenden Tabelle. Die Maße sind für Männer und Frauen identisch.

Im Zweifelsfall greifen Sie lieber zu einem zu kleinen als zu einem zu hohen Rahmen. Der kleinere Rahmen ist leichter und steifer und Sie fühlen sich auf ihm wohler. Bei geneigtem Oberrohr orientieren Sie sich an der theoretischen Höhe, in der das Oberrohr verlaufen würde, wäre es nicht geneigt.

Die Länge des Oberrohres muss so beschaffen sein, dass sich bei jeder Griffposition am Lenker eine bequeme Haltung ergibt, d.h. dass die Ellenbogen ganz leicht angewinkelt sind. Mit der Vorbaulänge lässt sich die Oberrohrlänge nur in engen Grenzen kompensieren, da extrem kurze bzw. lange Vorbauten das Lenkverhalten beeinträchtigen können.

Tabelle 2.6 – Schrittfreiheit

	Rennrad	MTB	Reiserad	Trekkingrad Straße-Gelände	Bahn
Schrittfreiheit in cm	2-2.5	7.5	2.5	2-2.5	7.5

Räder für Frauen

Obwohl über 50% der erwachsenen Radfahrer weiblich sind, werden Fahrräder in der Regel durch und für Männer gebaut. Frauen haben im Verhältnis zur Gesamtgröße einen kürzeren Oberkörper. Daher muss das Oberrohr für Frauen ungefähr ein bis zwei Zentimeter kürzer ausfallen.

Traditionell werden Damenräder mit tiefem Durchstieg gebaut, damit das Auf- und Absteigen auch mit Rock möglich ist. Derartige Rahmen sind aber weniger stabil als ein Herrenrahmen. Daher fahren die meisten Frauen heutzutage einen größenmäßig für sie passenden Herrenrahmen.

Vielen Frauen entgeht die ungetrübte Freude am Radfahren, solange sie nicht ein paar einfache, kostengünstige Anpassungen vornehmen, die große Auswirkungen haben. Sie betreffen Vorbau, Bremsgriffe und Sattel.

- Ein auf Herrenmaße zugeschnittener Vorbau zwingt eine Fahrerin, sich zu weit vornüber zu lehnen. Dadurch ruht zuviel Druck genau dort, wo er am wenigsten wünschenswert ist – dem vorderen Drittel des Schritts. Lassen Sie einen kürzeren Vorbau montieren, so dass die Ellenbogen beim Fahren leicht angewinkelt bleiben können. Obwohl auf dem Rennrad normalerweise eine horizontale Haltung des Rückens angestrebt wird, ist diese für viele Frauen nicht ideal, wenn nämlich die Knie gegen die Brust stoßen. Außerdem wird dann der Vorderteil des Beckens zu sehr belastet (Pubis Symphis).
- Viele Fahrerinnen klagen über Schmerzen in der Hand. Hier können Bremsgriffe mit kürzerer Auslage Abhilfe schaffen, so dass die Hände zum Bremsen nicht überstreckt werden müssen. Bei manchen Bremsgriffen ist die Auslage einstellbar.
- Ein Fahrrad von der Stange wird in aller Regel einen langen, schmalen Herrensattel aufweisen, der für Frauen meist völlig ungeeignet ist. Der Sattel soll das Becken an drei Punkten unterstützen – vorn am Pubis Symphis und hinten an den beiden Sitzbeinhöckern. Da das weibliche Becken hinten breiter ist als bei Männern, muss auch der Sattel breiter sein. Manche Sättel weisen Aussparungen auf, um unangenehmen Druck auf die Geschlechtsteile zu vermeiden.

Je mehr Frauen darauf bestehen, einen Rahmen zu bekommen, der zu ihrer Anatomie passt, desto häufiger werden die Fahrradhersteller entsprechende Rahmen anbieten. Wenn Ihr Händler Sie mit diesem Anliegen nicht ernst nimmt, suchen Sie sich einen anderen.

Einstellungen

Vielleicht überrascht Sie, dass ein Buch über Fitness durch Radfahren der relativ simplen Aufgabe, das Rad korrekt auf den Fahrer einzustellen, so viel Platz einräumt. Eine unbequeme Haltung auf dem Rad ist jedoch eines der größten Hindernisse auf dem Weg zu einem erfolgreichen, nachhaltigen Training. Daher finden Sie hier Hinweise, wie Sie Ihr Rad optimal auf Ihre Körperdimensionen abstimmen können. Auch erfahrene Fahrer könnten hier Informationen finden, die ihnen bis dato nicht geläufig waren. Dieser Abschnitt richtet sich daher nicht nur an den Anfänger.

Anpassen der Sitzhaltung

Es gibt hierbei zwei Fehler, die acht von zehn Anfängern begehen: Der erste ist eine zu tiefe Positionierung des Sattels. Dies belastet Knie- und Oberschenkelmuskulatur über Gebühr und erschwert Trainingsfortschritte außerordentlich. Zweitens fahren Anfänger gern mit der Hacke auf dem Pedal, während dort der Fußballen hingehört. Das Beseitigen dieser Fehler ist der erste große Schritt auf dem Weg zu guter, effizienter Fahrhaltung.

Sattelposition

Erste Voraussetzung ist, dass der Rahmen die korrekte Höhe hat (s. S. 27-28). Als Nächstes wird die Sattelhöhe richtig justiert. Viele stellen sich den Sattel so ein, dass sie beim Anhalten den Fuß flach auf den Boden setzen können. Dies ergibt jedoch keine effiziente Fahrhaltung, und da es beim Radfahren auf das Fahren und nicht das Stehen ankommt, gibt es keinen Grund, den Fahrkomfort zugunsten des Stehkomforts einzuschränken. Die nachfolgenden Hinweise ergeben eine Sattelposition, wie sie sich für die meisten Situationen eignet. Einige spezielle Radsportvarianten erfordern extremere – und für diese Zwecke durchaus sinnvolle – Sattelstellungen. Dies hier ist aber für den Fitness-Fahrer der bestgeeignetste Ausgangspunkt, der sowohl Komfort als auch Effizienz berücksichtigt.

- Stellen Sie den Sattel so ein, dass das Bein voll gestreckt ist, wenn sich die Hacke auf dem in unterster Stellung stehenden Pedal befindet. Sobald Sie dann die normale Fußposition einnehmen, d.h. den Ballen auf das Pedal setzen, bleibt das Knie leicht angebeugt. Dies ist dann die für wirkungsvolles Pedalieren optimale Haltung.

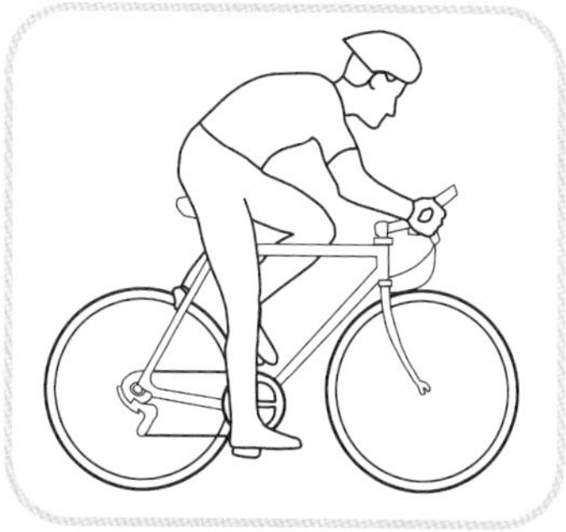

Abb. 2.2 Bei korrekt eingestellter Sattelhöhe erreicht das gestreckte Bein mit der Ferse das in tiefster Stellung befindliche Pedal.

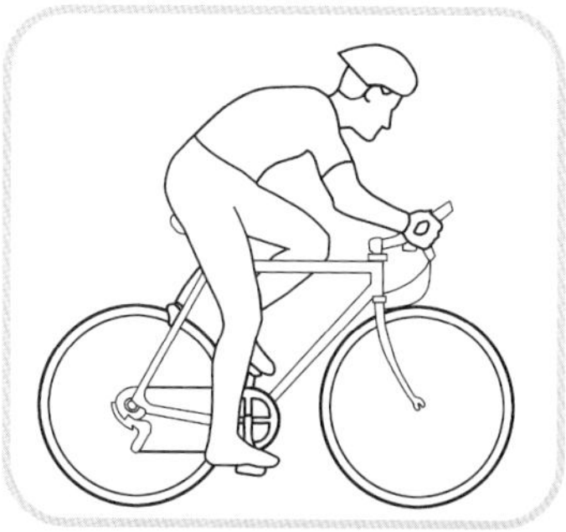

Abb. 2.3 Setzen Sie dann den Ballen auf das Pedal, wenn sich dieses in unterster Position befindet, bleibt das Knie ganz leicht angebeugt.

- Als Nächstes wird der Sattel so nach vorn oder hinten versetzt, dass sich das Knie bei waagerecht stehender Kurbel direkt über der Pedalachse befindet. Becken, Oberschenkel und Knie sind jetzt in Relation zu Rahmen und Kurbeln optimal positioniert.

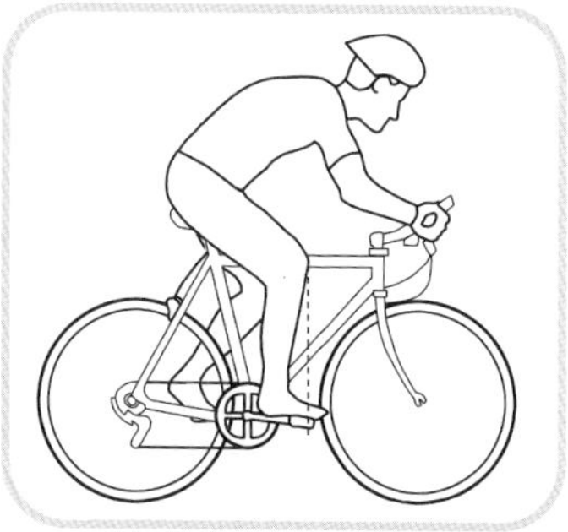

Abb. 2.4 Das Knie muss sich bei horizontaler Kurbel lotrecht über der Pedalachse befinden.

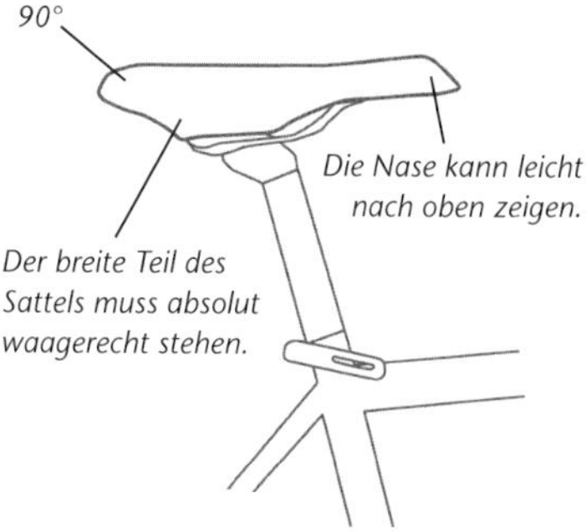

Abb. 2.5 Sattelneigung

• Betrachten Sie den Sattel von der Seite. Die breite, hintere Fläche soll unter Belastung horizontal stehen, damit Sie beim Fahren nicht nach vorn rutschen. Je nach Sattel kann dies bedeuten, dass die Sattelnase dann etwas nach oben zeigen muss – aber niemals mehr als 5°. Nach dem Einstellen der Sattelneigung sollten Sie die Sattelhöhe nochmals überprüfen. Im Endergebnis unterstützt der Sattel Sie vollflächig und gleichmäßig.

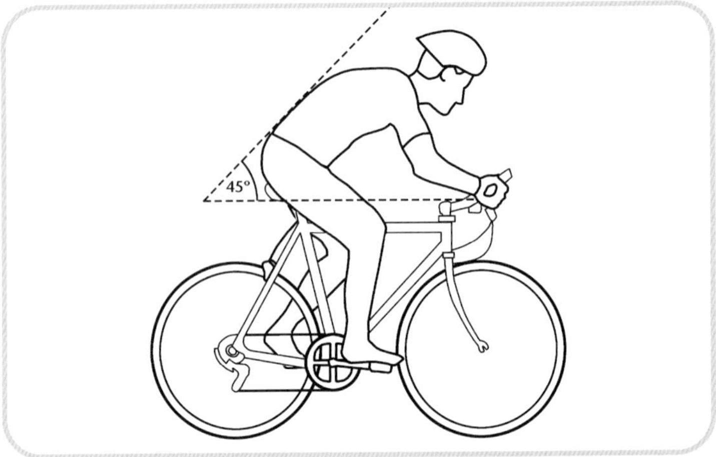

Abb. 2.6 Korrekte Sitzhaltung – der Rücken ist um 45° nach vorn geneigt.

Lenkerposition

Zur richtigen Lenkerhöhe gibt es verschiedene Meinungen. Für die Zwecke des Fitness-Trainings sollten Sie den Schwerpunkt aber auf Fahrkomfort und gute Beherrschbarkeit legen und eine Rückenneigung von etwa 45° anstreben, wenn Sie in der höchsten Griffposition fahren. Hierzu können Sie entweder den Vorbauschaft tiefer in die Gabel schieben oder weiter aus ihr herausziehen (nicht möglich bei Ahead-Vorbauten) oder den Lenker leicht im Vorbau verdrehen, damit die Bremsgriffhauben höher oder tiefer stehen. Die 45°-Haltung ist aerodynamisch nicht optimal, erleichtert aber das Atmen, da die Lungen nicht so sehr komprimiert werden wie bei einer kompromisslos vornüber gebeugten Haltung. Heftigem Gegenwind müssen Sie eventuell durch stärkeres Anbeugen der Ellenbogen und eine gekrümmtere Haltung entgegenwirken. Bei falscher Rahmenhöhe lässt sich eine optimale Lenkerposition möglicherweise nicht erzielen.

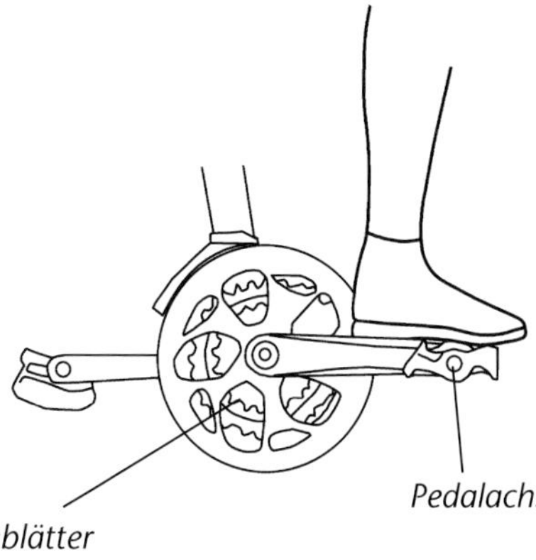

Abb. 2.7 Korrekter Stand des Fußes auf dem Pedal

Fußhaltung

Der Fußballen muss sich unmittelbar über der Pedalachse befinden. Ausnahme: Wenn Sie Ihr MTB in sehr anspruchsvollem Gelände bewegen, kann es sinnvoll sein, die Füße etwas weiter nach vorn zu setzen, damit die Unterschenkelmuskulatur entlastet wird. Bei Pedalen mit einem Bindungssystem lässt sich die Schuhplatte verschieben, um die zum Pedalieren optimale Stellung zu erzielen. Eventuell müssen Sie etwas experimentieren, bis das Ergebnis Sie zufrieden stellt.

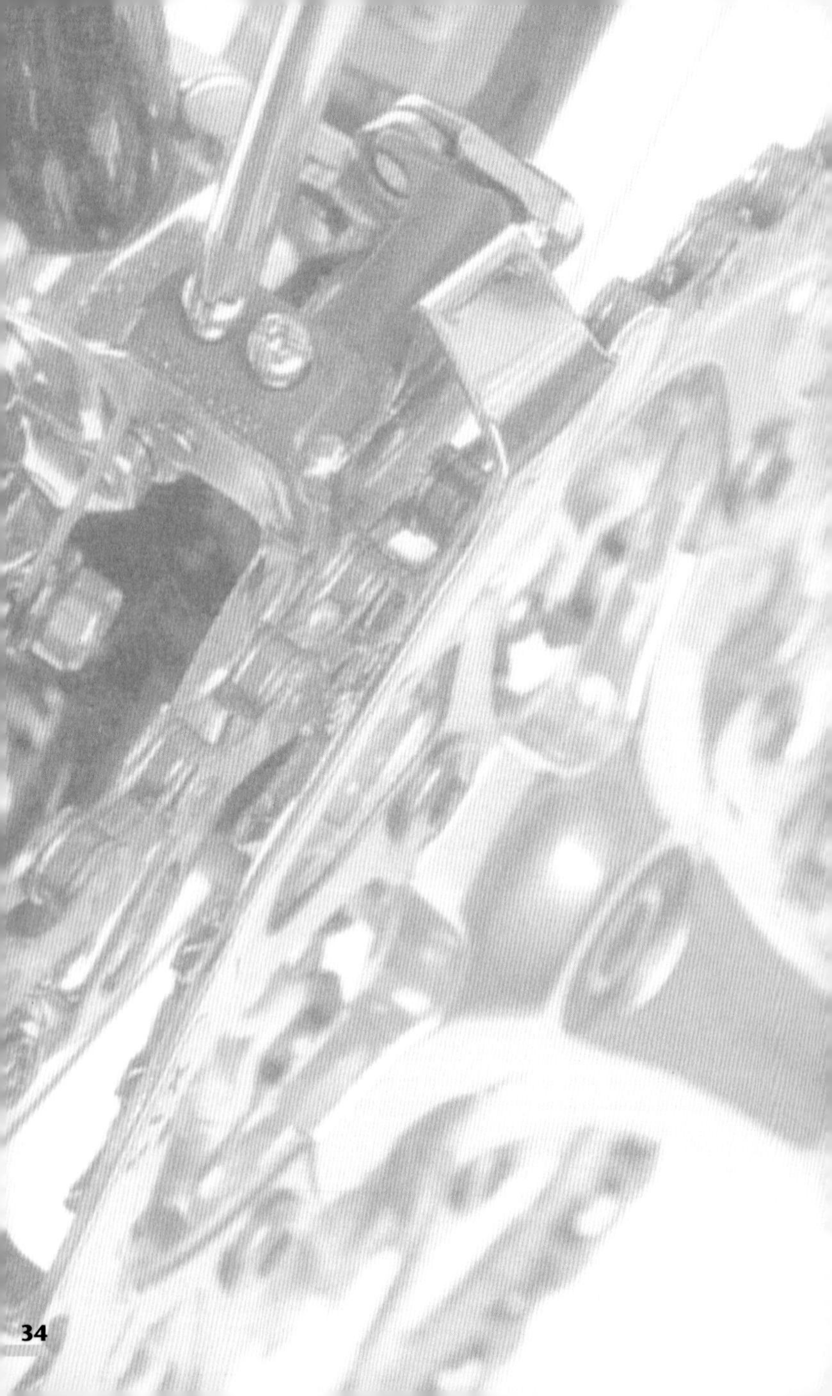

Zubehör

Auch wenn Sie jetzt auf der Grundlage des vorigen Kapitels über ein geeignetes und passend eingestelltes Fahrrad verfügen, können Sie noch nicht losfahren. Im Interesse Ihrer Sicherheit und Ihres Fahrkomforts sind erst einige weitere Investitionen erforderlich. Daneben gibt es optionales Zubehör, mit dem sich der Spaß am Fahren steigern lässt.

Unverzichtbare Ausrüstung

Helm

Eigentlich müsste jeder Radfahrer den Helm als das wichtigste Ausrüstungsstück überhaupt betrachten. Unzählige Unfall- oder Sturzopfer hat der Helm vor schwersten Verletzungen oder Schlimmerem bewahrt. Auch für meinen Kopf haben sich schon diverse Helme in schweren Stürzen geopfert und dafür gesorgt, dass mir dabei nichts Ernstes passierte. Der Helm schützt den Kopf bei vielen Gelegenheiten – vom Zusammenstoß mit einem Auto bis zum Sturz in felsigem Gelände.

Heutige Helme sind leicht, prima belüftet und sehen gut aus. Es gibt daher keine Ausrede mehr, 'oben ohne' zu fahren. Das Aufsetzen des Helmes wird schnell zur Routine, vergleichbar mit dem Anlegen des Sicherheitsgurtes im Auto. Wichtig ist jedoch, dass der Helm gut sitzt. Sonst leidet der Tragekomfort, und die Schutzwirkung im Fall der Fälle wird eingeschränkt. Bei normaler Fahrt hält die Polsterung den Helm an seinem Platz. Beim Sturz aber, wenn sich der Kopf ruckartig bewegt, kommt es auf die Riemen an – sonst verrutscht der Helm und kann seine Arbeit nicht tun.

Zunächst muss der Helm die richtige Größe haben. Bei einem gut sortierten Händler sollten Sie einen Helm finden, der zu Ihrer Kopfform passt. Achten Sie auch darauf, dass der Helm die DIN-, SNELL- oder ANSI-Norm erfüllt.

Helmen liegen fast immer mehrere Polstersätze verschiedener Stärke bei. Hieraus wählen Sie denjenigen aus, mit dem der Helm rundum anliegt, ohne zu drücken. Eventuell müssen Sie mehrere Polsterstärken miteinander kombinieren.

Setzen Sie den Helm auf und schließen Sie den Riemen. Nehmen Sie sich Zeit, die Beriemung so einzustellen, dass die V-förmig zusammenlaufenden Riemen sich unmittelbar unterhalb des Ohrs treffen und der Kinnriemen fest anliegt. Wenn Sie den Kopf kräftig schütteln, darf sich der Helm nicht bewegen. Der Helm muss fest, aber nicht unbequem sitzen. Achten Sie darauf, dass der Helm sich in der Waagerechten befindet – immer wieder sieht man Fahrer, die den Helm weit in den Nacken geschoben tragen, so dass die Stirnpartie ungeschützt bleibt. Dass Sie alles richtig eingestellt haben. merken Sie spätestens dann, wenn Sie den Helm überhaupt nicht mehr bemerken – wie den Gurt im Auto oder ein Paar gut eingetragene Schuhe.

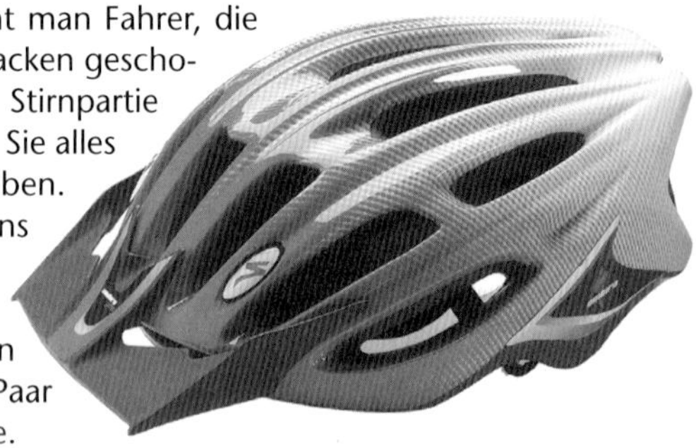

Abb. 3.1 Fahrradhelm

Kleidung

Die Grundausstattung besteht aus einer kurzen Radhose mit Polstereinsatz, einem Unterhemd aus schweißsaugendem Gewebe, einem Kurzarmtrikot und Handschuhen. Hiermit sind Sie für einen Temperaturbereich von 16-25° gut gerüstet.

Achten Sie darauf, Ihre Kleidung immer den aktuellen Bedingungen anzupassen. Nichts kann Ihnen den Spaß an einer Fahrt so sehr verderben wie die falsche Kleidung, ausgenommen vielleicht eine ganze Serie von Pannen. Das Angebot an Radsportkleidung ist extrem umfangreich, so dass es nicht schwerfällt, sich sowohl für heißeste Sommertage als auch nasskalte Winterabende adäquat auszustatten. Nachfolgend finden Sie einige Empfehlungen für verschiedene klimatische Bedingungen. Helle Farben bzw. Reflexstreifen sind im Interesse Ihrer Auffälligkeit im Verkehr immer und unbedingt vorzuziehen.

Feucht und heiß

Bei warmem, schwülem Wetter kommt es darauf an, dass die Kleidung den Schweiß von der Haut nach außen weg transportiert, um diese trocken zu halten (oder zumindest trockener als mit nicht saugfähiger Kleidung). Dies leisten verschiedene Synthetikfasern (z.B. Coolmax).

Heiß und trocken

Bei solchem Wetter verdunstet Schweiß eher zu schnell. Ein hierfür geeignetes Gewebe besteht daher aus einer Mischung von Baumwolle und schweißsaugender Synthetikfaser. Eine dünne, atmungsaktive Regenjacke bewährt sich im Falle eines plötzlichen Gewitters, einer sich unerwartet in die kühlen Abendstunden hinein ausdehnenden Fahrt oder einer langen, auskühlenden Abfahrt.

Kalt und trocken

Auf der Haut wird eine Lage schweißsaugenden Gewebes getragen. Dann folgen kälteisolierende Schichten (z.B. Fleece), deren Zahl von der Temperatur und der Intensität Ihrer Bewegung abhängt. Den Abschluss bildet eine winddichte und wasserabstoßende Jacke. Wirklich wasserdichter Stoff (einschließlich Gore-Tex) ist nie so atmungsaktiv wie wasserabstoßendes (Mikrofaser-)Gewebe und kann daher unter diesen Bedingungen zu verstärktem Schwitzen führen, mit einher gehender Auskühlung.

Kalt und nass

Garantiert erwischt Sie eines Tages am heimatfernsten Punkt Ihrer Runde ein ekelhaft kalter, bis auf die Knochen gehender Regen. Seien Sie gewappnet. Orientieren Sie Ihre Kleidung am Zwiebelschalenprinzip (siehe 'Kalt und trocken'). Die letzte Schicht muss jetzt jedoch aus wirklich wasserdichtem, dabei aber leichtem und unbedingt atmungsaktivem Gewebe bestehen. Nicht atmungsaktives Gewebe ('Friesennerz') löst das Nässeproblem nicht, sondern verlagert es nur in Richtung eines Saunaeffektes unter Ihrer Jacke.

Radhosen

Egal, ob Touring- oder Rennmodell – immer hat eine Radhose einen Einsatz (Waschleder oder Synthetik), der als glattes, schweißabsorbierendes Polster zwischen Sattel und Gesäß letzteres vor Wundfahren schützt. Normalerweise wird eine Radhose direkt auf der Haut getragen. Falls Sie auf Unterwäsche nicht verzichten möchten, sollte diese möglichst nahtarm sein.

Radhosen sind elastisch und folgen faltenfrei der Bewegung der Beine, so dass der Stoff nicht auf der Haut reibt. Touring- bzw. MTB-Hosen haben häufig Taschen – aber seitlich, damit der Inhalt beim Treten nicht in der Leistengegend drückt. Die Taschen sollten verschließbar sein (Klettband oder Reißverschluss), damit nichts herausfallen kann.

Rennhosen bestehen aus körpereng geschnittenem Elastikmaterial (z.B. Lycra). Die einzige Tasche, wenn überhaupt, ist ein in das Bündchen integriertes Schlüsseltäschchen. Rennhosen sollten eng, aber nicht einschnürend sitzen. Je höher die Zahl der Bahnen, aus denen die Hose geschnitten ist, desto besser sitzt sie. Sechs Bahnen sind Standard, acht optimal. Spezielle Damenmodelle nehmen mit ihrem Schnitt und der Platzierung des Polsters Rücksicht auf die weibliche Anatomie.

Um Hautirritationen zu vermeiden, sollten Sie Radhosen nach jeder Fahrt waschen. Lycrahosen mit Synthetikpolster trocknen über Nacht. Es ist aber ohnehin sinnvoll, mindestens zwei Hosen zu haben, so dass eine garantiert immer verfügbar ist.

Handschuhe

Radfahrhandschuhe sind ein wichtiger Bestandteil der Schutzausrüstung, da man sich bei einem Sturz unweigerlich mit den Händen abfangen will, was ohne Handschuhe meist zu schmerzhaften Verletzungen führt. In der Fahrt absorbiert das Handschuhpolster Druck und Lenkervibrationen und beugt so tauben Händen vor. Manche Handschuhe weisen statt eines Schaumstoffpolsters eine Gelfüllung auf. Handschuhe sollten spiel- und faltenfrei sitzen. Gute Verarbeitung der Nähte ist für die Haltbarkeit sehr wichtig. Ein Frotteepolster auf dem Handschuhrücken dient dazu, Schweiß aus dem Gesicht zu wischen.

Sonstige wichtige Ausrüstung

Werkzeug

Für das Mitführen der Notausrüstung ist ein kleiner Sattelbeutel ideal, der mit Klettbändern hinten am Sattel befestigt wird. Welches Werkzeug Sie mitnehmen sollten, ist dagegen schon schwieriger zu sagen. Hierauf haben die folgenden Faktoren Einfluss:

- Wartungszustand des Fahrrades – ein gut gewartetes Fahrrad wird seltener unterwegs an einer technischen Störung leiden.
- Ihre fahrradmechanischen Kenntnisse und Fertigkeiten – es lohnt nicht, Spezialwerkzeug mitzunehmen, mit dem Sie gar nicht umgehen können (es sei denn, Sie fahren in einer Gruppe, in der sich jemand damit auskennt).
- Fahrstrecke – bei Tagesausflügen in belebter Gegend genügen Schlauch, CO_2-Kartusche und ggf. Deckenheber (sowie für den Notfall ein Mobiltelefon oder eine Telefonkarte).

Obwohl unterschiedliche Räder unterschiedliches Werkzeug erfordern können, reicht für die meisten Pannen und unterwegs potentiell erforderliche Einstellarbeiten die folgende Auswahl in der Regel aus.

Wichtig für unterwegs

• Deckenheber • Reserveschlauch • Pumpe • Flickzeug • Rollgabelschlüssel (Grifflänge 15 cm) • Schraubendreher (Flach- bzw. Kreuzschlitzklinge) • Inbusschlüssel der Größen 4, 5 und 6 mm

Es gibt viele ausgeklügelte Multifunktionswerkzeuge (Multitool), die das meiste des obigen Werkzeugs (und noch einiges mehr) in einer sehr kompakten Einheit integrieren und damit Gewicht und Platz sparen (siehe Abb. 3.2). Besorgen Sie sich das erforderliche Werkzeug und machen Sie sich mit seinem Gebrauch vertraut, bevor Sie Ihr Trainingsprogramm angehen. Das beste Werkzeug nützt wenig, wenn Sie nichts damit anfangen können.

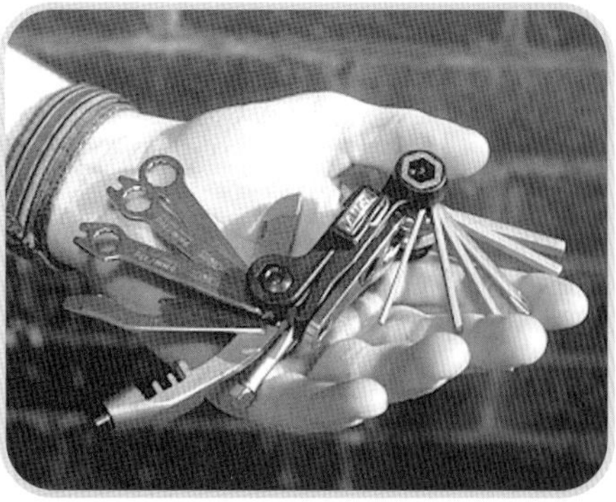

Abb. 3.2 Typisches Multitool

Wasserflasche und Flaschenhalter

Montieren Sie zwei Flaschenhalter mit Flaschen oder kaufen Sie einen auf dem Rücken zu tragenden Wassersack (CamelBak), aus dem Sie mittels eines Schlauches trinken können. Regelmäßiges Trinken während der Fahrt ist wichtig.

Beleuchtung

Auf Rennrad oder Mountainbike müssen Sie auf der Straße auch bei Tage stets funktionsfähige Batteriebeleuchtung mit Zulassungszeichen mitführen, sagt das Gesetz. Schließlich wissen Sie auch nie, ob Sie nicht z. B. durch einen Defekt unplanmäßig doch noch in die Dunkelheit geraten. Andere Räder müssen mit Dynamobeleuchtung ausgerüstet sein. Abseits der Straße sind weder Zulassungszeichen noch überhaupt eine Beleuchtungsanlage vorgeschrieben. Für Fahrten im Gelände gibt es sehr leistungsfähige, akkubetriebene Scheinwerfer. Zusätzlich zur Beleuchtung empfiehlt sich helle Kleidung mit Reflexstreifen.

Schloss

Wenn Sie Ihr Fahrrad unterwegs unbeaufsichtigt parken wollen, brauchen Sie ein möglichst gutes Schloss, mit dem Sie das Velo an einem festen Objekt anschließen können. Bei Laufrädern mit Schnellspann-Naben nehmen Sie das Vorderrad heraus und schließen es mit an.

Sonstige Ausrüstung

Spezielles Schuhwerk

Tennis- und Laufschuhe haben weiche Polstersohlen, die Stöße abfangen sollen. Beim Fahrradfahren würden solche Schuhe einen Teil Ihrer Tretenergie vernichten. Echte Fahrradschuhe weisen daher eine brettharte Sohle auf, die effizientes, verlust- und ermüdungsarmes Pedalieren ermöglicht, dafür aber zum Gehen völlig ungeeignet ist. Touringschuhe stellen einen Kompromiss dar, mit dem Sie sowohl fahren als auch gehen können. Wichtiger als die Frage der Schuhe ist jedoch die korrekte Fußhaltung auf dem Pedal. Der Ballen muss sich über der Pedalachse befinden, nicht - wie man häufig sieht – der Mittelfuß oder gar die Ferse.

Haken und Riemen an den Pedalen positionieren Ihren Fuß automatisch richtig und verhindern auch ein Abrutschen der Füße. Außerdem können Sie dadurch zusätzlich an den Pedalen ziehen und somit besonders explosiv sprinten. Die gleiche Wirkung haben Pedale mit einem Bindungssystem, in das Sie mit einer an den Schuh geschraubten Platte einrasten. Zum Lösen der Bindung drehen Sie den Fuß. Es ist aber nicht jedermanns Sache, quasi an das Rad gefesselt zu sein.

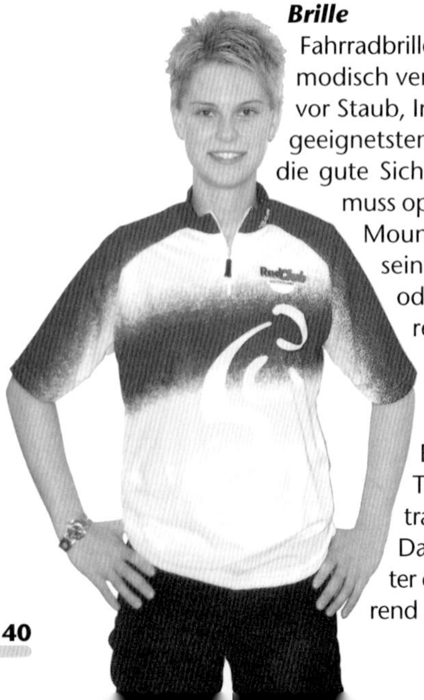

Brille

Fahrradbrillen sollen ihren Träger keineswegs nur modisch verzieren, sondern vor allem die Augen vor Staub, Insekten und Fahrtwind schützen. Am geeignetsten sind weit herumgezogene Modelle, die gute Sicht auch zur Seite erlauben. Das Glas muss optisch korrekt, splitterfrei (vor allem für Mountainbiker wichtig) und austauschbar sein. Bei Sonne ist eine graue, grüne oder blaue Tönung zu empfehlen, während sonst gelbes oder ungetöntes Glas das Mittel der Wahl darstellt.

Trikots

Ein T-Shirt tut es zur Not auch, doch Trikots sind besser. Deren Material transportiert Schweiß von der Haut weg. Dadurch funktioniert bei warmem Wetter die Verdunstungskühlung besser, während Sie sich bei kühlerem Wetter nicht so schnell feucht-kalt und klamm fühlen. Der Schnitt der aus Elastikgewebe bestehenden Bahnen ist auf bequemen, körperengen Sitz in Fahrhaltung ausgelegt. Es gibt Damen- und Herrenmodelle. Auf dem Rücken finden sich Taschen für Regenjacke und Müsliriegel. Helle, leuchtende Farben sorgen für Auffälligkeit und damit für mehr Sicherheit im Verkehr.

Trainingshilfen

Die beste Art, Ihre Fitness zu steigern, ist, sich auf das Rad zu setzen und soviel wie möglich zu fahren. Manche Trainingshilfen ermöglichen jedoch ein effektiveres Training bzw. erlauben ein Training trotz widriger Bedingungen (Rolle). In jeder Radfahrzeitschrift findet sich ein großes Angebot von Produkten, deren Hersteller behaupten, dass Sie damit ein besserer Radfahrer würden. Tatsächlich gibt es jedoch nur zwei Hilfsmittel, die einen Radfahrer wirklich beim Training sinnvoll unterstützen: Pulsmesser und Fahrradcomputer. Die wertemäßige Erfassung von Trainingsdauer und -intensität ermöglicht, Ihren Fortschritt objektiv zu beurteilen, steigert Ihre Motivation und unterbricht die Monotonie der Fahrt.

Fahrradcomputer

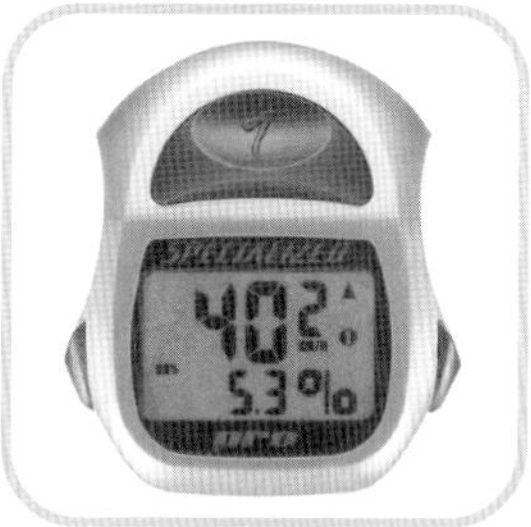

Abb. 3.3 Fahrradcomputer

Fahrradcomputer – mit oder ohne integrierte Pulsfrequenzanzeige – sitzen meist in einer Halterung am Lenker und bieten eine Vielzahl von Leistungsdaten. Bei jeder Umdrehung des Laufrades erhält ein an der Gabel befestigter Aufnehmer einen Impuls von einem kleinen Magneten, der an eine der Speichen geklemmt ist. Mit dem gleichen Prinzip werden bei hierfür vorgesehenen Fahrradcomputern auch die Kurbelumdrehungen registriert. Der oder die Aufnehmer melden dem Rechner die Impulse über Draht oder Funk. Aus den Radimpulsen errechnet der Computer mittels des zuvor eingegebenen Laufradumfangs Geschwindigkeit und alle weiteren hierauf basierenden Werte. Von diesen können meist mehrere gleichzeitig im Display angezeigt werden, oder verschiedene Werte werden durchlaufend angezeigt. Achten Sie darauf, dass die Anzeige ausreichend groß ist. Manche Fahrradcomputer können zwei oder mehr Laufradgrößen speichern und lassen sich damit abwechselnd an verschiedenen Fahrrädern verwenden (z. B. Rennrad und Mountainbike). Überlegen Sie, welche Funktionen Sie wirklich brauchen – der Höhenmesser macht in der norddeutschen Tiefebene nicht viel Sinn, und eine Anzeige der Temperatur ändert auch nichts daran, ob Ihnen gerade zu warm oder zu kalt ist.

Funktionen von Fahrradcomputern

- ***Auto-Start/Stop:*** *Die Durchschnittsgeschwindigkeit wird ohne Berücksichtigung von Ampelstops etc. berechnet.*
- ***Durchschnittsgeschwindigkeit:*** *Wird auf der Basis von Fahrtzeit und -strecke berechnet (bei Auto-Start/Stop ohne Berücksichtigung von Zwischenhalts)*
- ***Fahrstrecke:*** *Die seit der letzten manuellen Nullung des Wertes zurückgelegte Distanz*
- ***Fahrzeit:*** *Die seit dem letzten manuellen Zurücksetzen der Fahrstrecke gefahrene Zeit*
- ***Uhrzeit***
- ***Herzfrequenz:*** *Ein Brustgurt mit Sensor (siehe S. 43) übermittelt dem Rechner per Funk die Herzschlagimpulse. Meist kann ein Grenzwert programmiert werden, bei dessen Überschreiten der Rechner einen Warnton abgibt.*
- ***Höchstgeschwindigkeit:*** *Die höchste gefahrene Geschwindigkeit, seit die Fahrstrecke zuletzt genullt wurde.*
- ***Gesamtfahrstrecke:*** *Die Summe aller seit dem Einlegen der Batterie gefahrenen Kilometer. Bei genügend schnellem Wechsel der Batterie bleibt der Wert erhalten. Bei einigen Modellen lässt sich der Wert auch manuell eingeben.*

Pulsmesser

Die meisten Modelle beruhen auf einem Brustgurt, dessen Sensoren die elektrische Herzaktivität messen und per Funk an die armbanduhrähnliche Anzeige durchgeben, wo dann die Pulsschläge pro Minute angezeigt werden (siehe Abb. 3.4 u. 3.5). Der Puls ist ein gutes Indiz für die vom Körper aktuell umgesetzte Sauerstoffmenge. Bestimmte O_2-Verbrauchsniveaus lassen einen hohen Leistungszuwachs erwarten, wenn sie über einen längeren Zeitraum eingehalten werden. Zwar ist es nicht möglich, den Sauerstoffverbrauch direkt zu messen, doch kann man aus dem Puls recht genaue Rückschlüsse auf den O_2-Umsatz ziehen und das Training entsprechend steuern. Pulsmesser sind schon ab ca. 40 € erhältlich. Für den Fitness-Fahrer reichen einfache Modelle eigentlich völlig aus. Es gibt aber auch sehr komplexe Ausführungen, die mit einem Fahrradcomputer kombiniert sind und die Fahr- und Pulswerte in Intervallen speichern. Zu Hause lassen die Daten sich dann auf den PC herunterladen, so dass man die Fahrt in Ruhe analysieren kann. Ausgefuchste Spitzenmodelle messen zudem die Varianz der Zeiträume zwi-

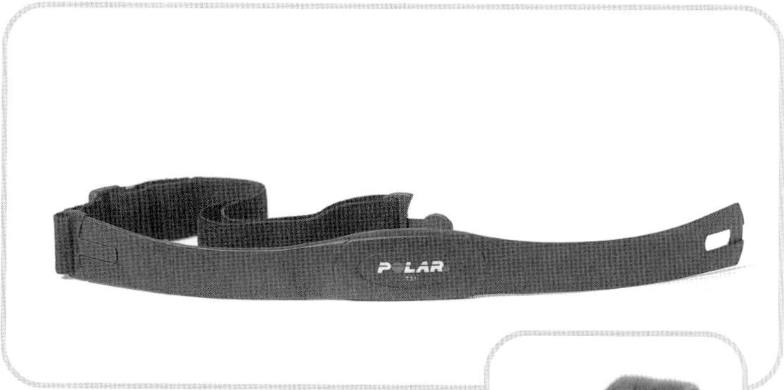

Abb. 3.4 Brustgurt des Pulsmesssystems

schen den einzelnen Herzschlägen. Dies lässt Rückschlüsse auf die Reaktion des Körpers auf Nervenimpulse zu – ein Indiz für den Erschöpfungsgrad des Fahrers. Eine korrekte Analyse dieser Daten erlaubt, das Training hochpräzise auf bestimmte Rennsituationen abzustellen und damit Zeitverluste zu minimieren, die durch Training auf weniger wirkungsvollen Belastungsniveaus entstehen würden.

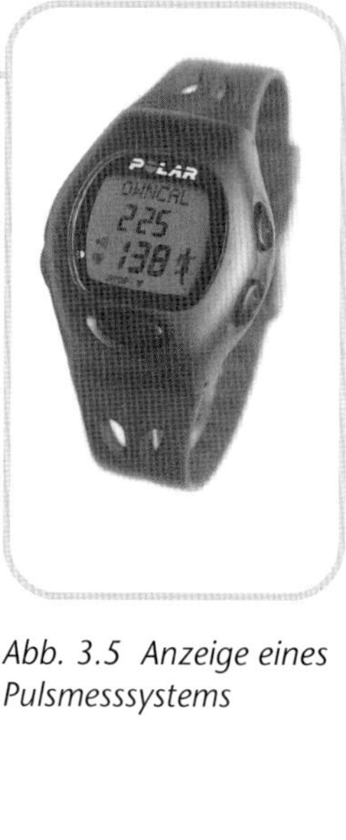

Abb. 3.5 Anzeige eines Pulsmesssystems

Fitness-Training

Es geht los – wichtige Sicherheitshinweise
Trainingsprinzipien
Planung Ihres Trainingsprogramms
Dehnen und Massieren
Muskel-Treibstoffe

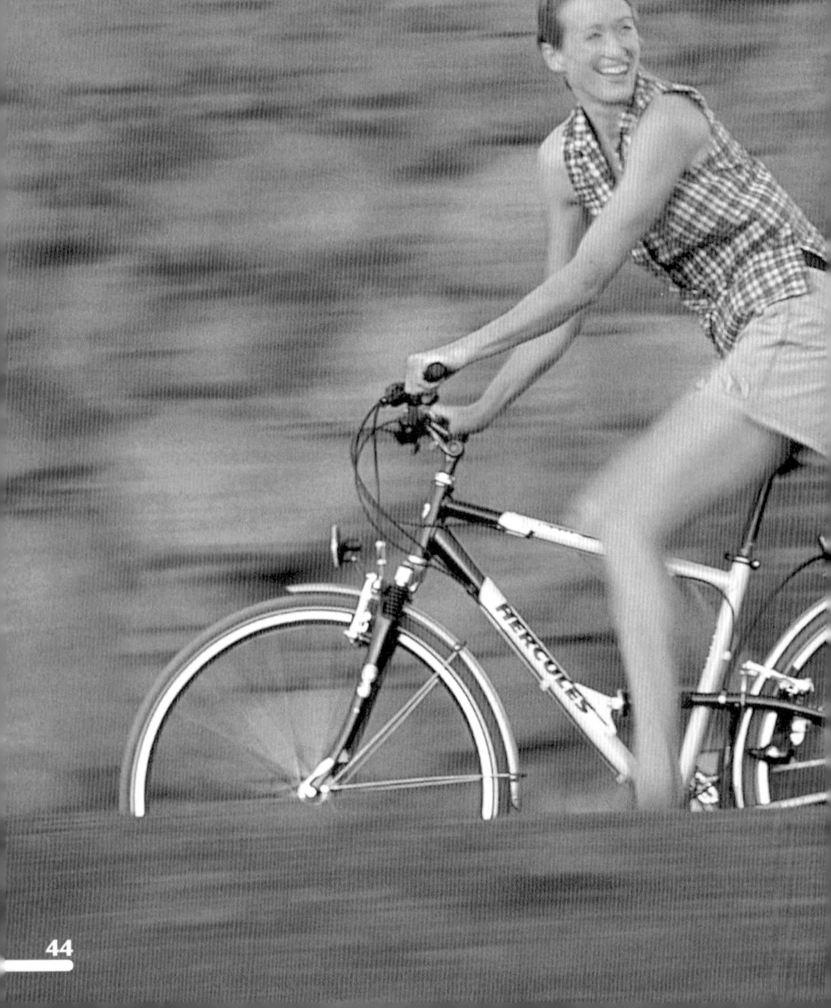

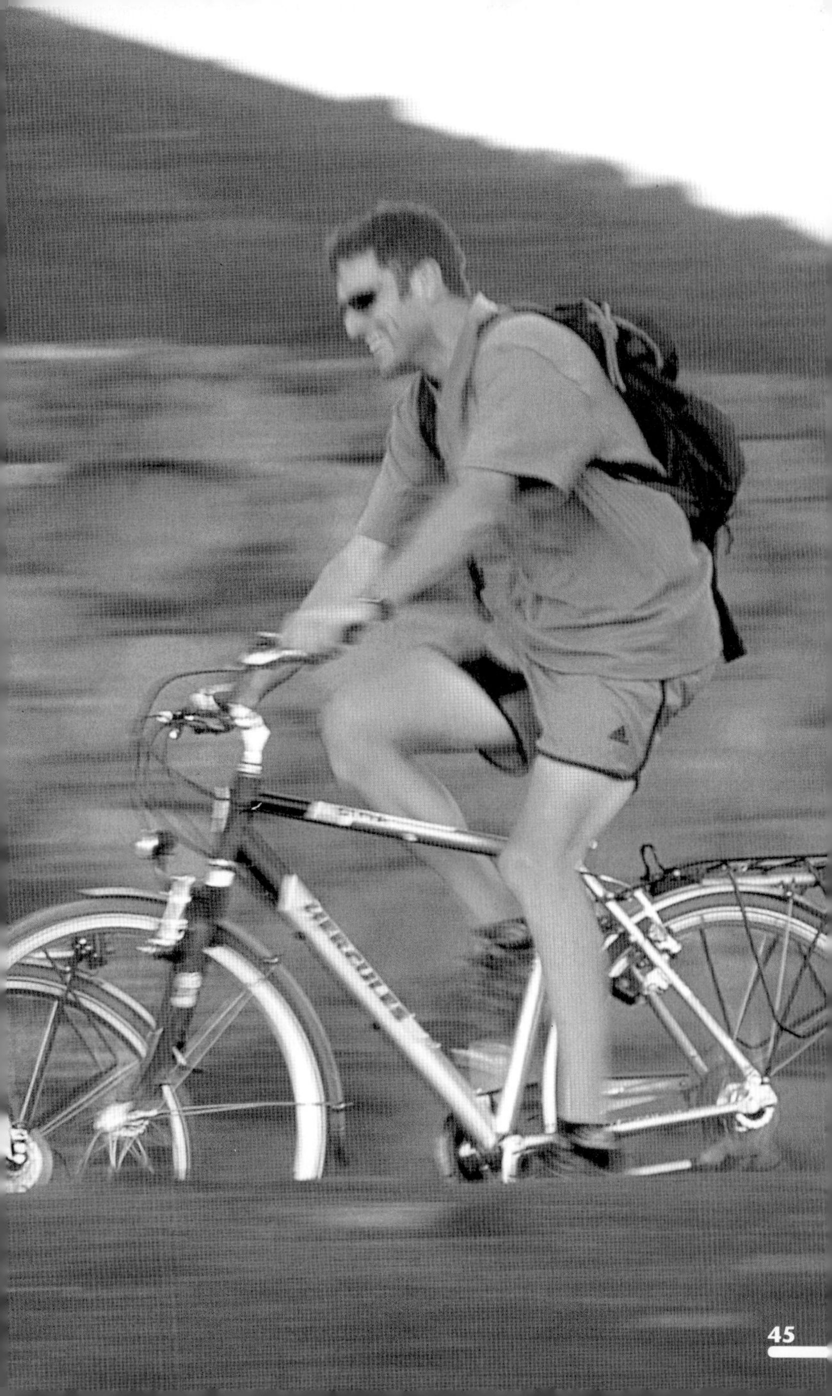

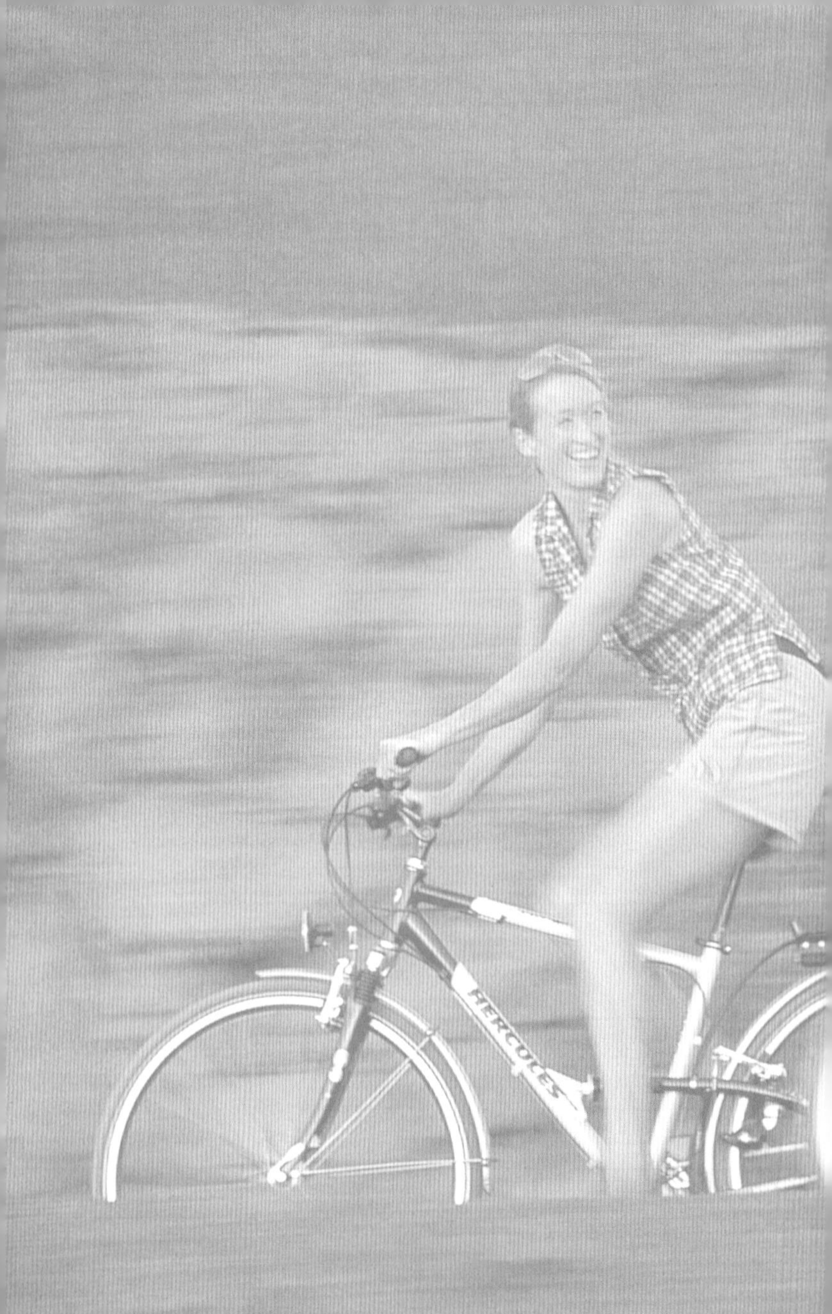
HERCULES

Es geht los – wichtige Sicherheitshinweise

Für ein erfolgreiches Trainingsprogramm ist es wichtig, die dahinter stehenden Prinzipien zu begreifen. Genauso entscheidend sind aber die Einhaltung der gebotenen Sicherheitsmaßnahmen und die Beachtung der technischen Grundlagen, damit das Training so risikoarm und effektiv wie möglich abläuft. Dieses Kapitel wendet sich daher der Fahrtechnik sowie der Wartung des Fahrrades zu, unter Berücksichtigung von Sicherheit auf der Straße und im Gelände. Im Interesse Ihrer eigenen Sicherheit und der anderer sollten Sie sich hiermit gründlich vertraut machen.

Fahrradwartung

Beim Fahren müssen nicht nur Sie, sondern auch Ihr Fahrrad hart arbeiten. Sie sind für den sicheren Zustand Ihres Fahrrades selbst verantwortlich. Rechtzeitige Wartung des Fahrrades kann schwere Unfälle verhindern. Die folgenden Sicherheitsüberprüfungen sollten Sie vor jeder Fahrt durchführen.

Laufräder

Prüfen Sie den Luftdruck. Der empfohlene Luftdruck ist auf der Reifenflanke angegeben. Am besten benutzen Sie ein Manometer. Im Notfall genügt auch der Daumentest, wobei Sie die folgenden Regeln beachten sollten:

- Beim Rennrad stimmt der Luftdruck, wenn Sie die Lauffläche mit dem Daumen nicht eindrücken können.
- Beim Mountainbike sollte die Lauffläche sich mit dem Daumen 3 - 4 mm eindrücken lassen.

Überprüfen Sie Lauffläche und Reifenflanken auf Schäden. Flankenschäden sind häufig die Folge falsch justierter Bremsen. Wenn der Reifen Risse, Auffaserungen oder Ausbeulungen aufweist, muss er ersetzt werden.

Schnellspanner

Schnellspanner beruhen auf dem Exzenterprinzip. Die Achs-Schnellspanner sind richtig eingestellt, wenn Sie mit den Fingern an Rahmenstrebe oder Gabelscheide gegenhalten müssen, während Sie den Schnellspanner mit der Handfläche zudrücken. Der Hebel sollte parallel zu Strebe oder Scheide zu liegen kommen, damit er sich nicht versehentlich in der Fahrt irgendwo verhakt und aufspringt. Überzeugen Sie sich vor Fahrtantritt, dass der Schnellöffner der Bremsen geschlossen ist und die Bremse nicht schleift.

Bremsen

Überprüfen Sie die Bremsbeläge auf korrekte Positionierung und Verschleiß. Die Beläge müssen beim Betätigen der Bremse parallel zur Felge stehen. Die Vorderkante des Belags soll zuerst auf der Felge auftreffen. Die Belagstärke muss mindestens noch für die anstehende Fahrt ausreichen. Überprüfen Sie die Bremszüge auf leichten Gang, Knickstellen und Auffaserung. Ggf. schmieren bzw. ersetzen Sie den Zug.

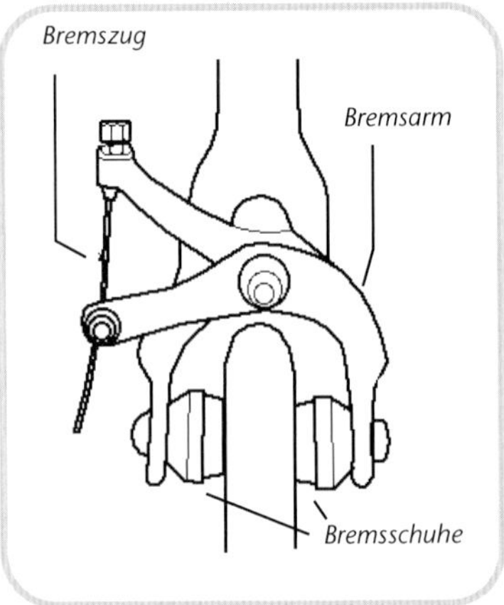

Abb. 4.1 Bremse

Kurbelgarnitur

Diese umfasst Innenlager, Kurbelarme und Kettenblätter. Rütteln Sie an beiden Kurbeln. Fühlen Sie Spiel an beiden, stimmt etwas mit dem Innenlager nicht. Weist nur ein Arm Spiel auf, sitzt er locker auf der Innenlagerachse, und seine Befestigungsschraube muss nachgezogen werden. Fahren Sie niemals mit einer gelockerten Kurbel.

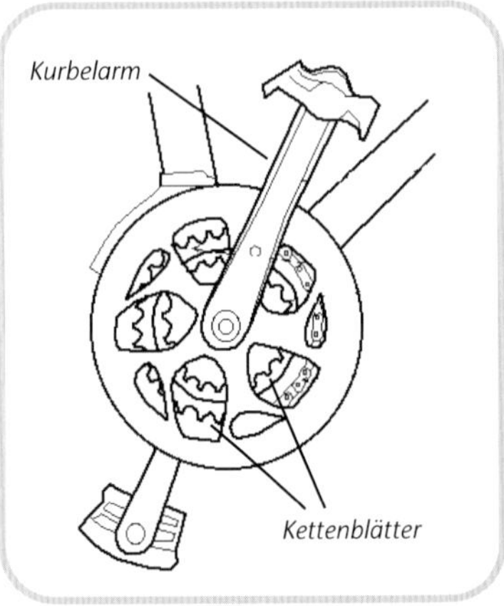

Abb. 4.2 Kurbelgarnitur

Machen Sie eine kurze, langsame Probefahrt. Schalten Sie einmal durch alle Gänge. Hat Ihr Rad ein Problem, mit dem Sie selbst nicht fertig werden, bringen Sie es zur Werkstatt. Fahren Sie nicht los, solange nicht alle Fehler behoben sind.

Grundlegende Fahrtechnik

Richtig pedalieren

Der reinen Lehre zufolge zieht bei Pedalen mit Haken und Riemen bzw. Bindung der eine Fuß am Pedal, während der andere tritt. In der Realität aber drückt auch bei den meisten Profis der Fuß noch etwas auf das nach oben gehende Pedal, d.h. er bewegt sich nicht so schnell hoch, wie auf der Gegenseite das Pedal unter dem Druck des dortigen Fußes nach unten geht. Konzentrieren Sie sich darauf, den nicht tretenden Fuß bewusst schnell nach oben zu nehmen. Hierdurch können Sie sowohl Ihre Kadenz als auch die Effizienz Ihres Pedalierens ansehnlich steigern.

Ihre Trittfrequenz sollte stets konstant sein und zwischen 70 und 90 Kurbelumdrehungen pro Minute liegen, egal ob Sie 15 oder 50 km/h fahren. Anfänger treten häufiger zu langsam. Durch bewusstes Einhalten der richtigen Frequenz wird das Pedalieren wesentlich runder und effizienter und der Trainingserfolg optimiert. Das Geheimnis zur Kontrolle der Trittfrequenz heißt fleißiges Schalten. Versuchen Sie nicht, eine bestimmte Geschwindigkeit einzuhalten, sondern die Trittfrequenz. Die Geschwindigkeit ergibt sich dann aus Frequenz und dem in Anbetracht aller Umstände von Ihnen kräftemäßig aktuell zu bewältigenden Gang.

Entspannung und Gelassenheit

Die Effizienz Ihrer Arbeit auf dem Rad hängt entscheidend davon ab, dass Sie locker und entspannt bleiben und sich wohl fühlen, anstatt verbissen zu verkrampfen. Wechseln Sie regelmäßig die Griffhaltung am Lenker. Lassen Sie die Ellenbogen locker. Schütteln Sie gelegentlich ein Bein oder einen Arm aus. Rollen Sie Kopf und Schultern. Und natürlich muss das Rad perfekt auf Ihre Körpermaße eingestellt sein.

Sicherheit auf Straße und Gelände

Sicherheit im Verkehr

Um Ihre Sicherheit zu gewährleisten, ist es wichtig zu wissen, wie Sie mit den verschiedenen Verkehrssituationen umgehen sollten. Viele Menschen trauen sich nicht auf das Fahrrad, weil sie Angst vor dem Verkehr haben. Die meisten angsteinflößenden Verkehrssituationen lassen sich jedoch von einem halbwegs kompetenten Radfahrer problemlos bewältigen. Das Erlernen der grundlegenden straßenverkehrsbezogenen Fertigkeiten beseitigt daher schnell ein potentielles Hindernis für den Radsport als Weg zu Fitness und Freizeitvergnügen.

Position auf der Straße

Als Radfahrer sind Sie verpflichtet, gekennzeichnete Radwege (blaues Schild oder rote Pflasterung) zu benutzen – auch mit einem Rennrad. Sind auf beiden Straßenseiten Radwege vorhanden, müssen Sie auf dem rechtsseitig verlaufenden fahren. Linke Radwege sind dann und nur dann zu befahren, wenn diese für Ihre Fahrtrichtung freigegeben sind. Auf kombinierten Rad-/Fußwegen (blaues Schild mit übereinander angeordnetem Fußgänger- und Fahrradsymbol) müssen Sie auf Fußgänger Rücksicht nehmen und dürfen nur so schnell fahren, dass Sie keinen Fußgänger gefährden können. Sie können den Radweg verlassen, wenn dessen Zustand unzumutbar ist (vollgeparkt, viele Schlaglöcher etc.). Wenn Sie auf der Straße fahren, obwohl ein zumutbarer, für Ihre Richtung freigegebener Radweg vorhanden ist, begehen Sie eine Ordnungswidrigkeit; im Falle eines Unfalles wird Ihnen höchstwahrscheinlich eine Mitschuld zugesprochen werden, auch wenn Sie eigentlich den Unfall nicht verursacht haben.

Ist kein Radweg vorhanden, müssen Sie auf der Straße fahren. Der Bürgersteig ist tabu. Keinesfalls benutzen dürfen Sie ferner Autobahnen und Kraftfahrstraßen.

Das Gesetz verlangt, möglichst weit rechts zu fahren. Dies heißt aber nicht, dass Sie in der Gosse fahren sollten. Vielmehr ist immer ein seitlicher Mindestsicherheitsabstand von einem Meter einzuhalten, um Spielraum zum Ausweichen zu behalten, falls z.B. plötzlich ein Schlagloch vor Ihnen auftaucht.

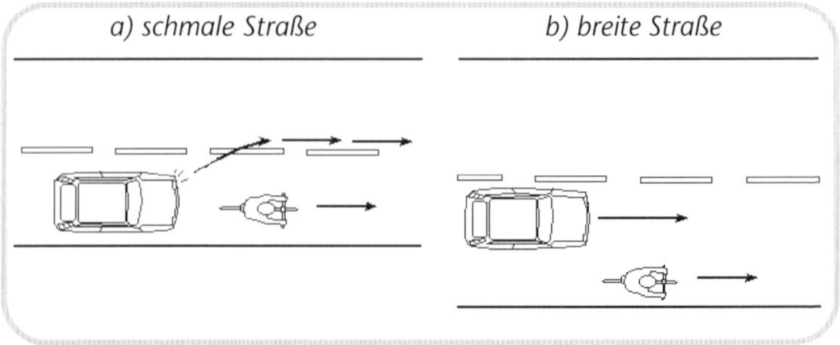

Abb. 4.3 Fahrposition auf der Straße

Fahren Sie ungefähr dort, wo sich die rechten Räder eines Autos befinden würden. Dies hat den Vorteil, dass die Straße dort meist frei von Splitt und Glas etc. ist. Fahren Sie bei schmalen Fahrstreifen eher weiter links als rechts, damit sich PKW nicht trotz Gegenverkehr an Ihnen vorbeiquetschen, wodurch es eng werden könnte (siehe Abb. 4.3).

Halten Sie Ihrerseits den Mindestseitenabstand insbesondere beim Vorbeifahren an geparkten PKW penibel ein. Beobachten Sie das Innere geparkter Fahrzeuge. Befindet sich jemand auf dem Fahrersitz, kann jederzeit die Tür auffliegen. Halten Sie dann extra Abstand. Die langen Türen zweitüriger Fahrzeuge können enorm weit in die Straße ragen.

Klippen Sie einen kleinen Rückspiegel ('Third Eye') an Brille oder Helm oder montieren Sie einen kurzarmigen Rückspiegel am Lenkerende, um den Verkehr hinter sich beobachten zu können, ohne den Kopf wenden zu müssen, wodurch Sie in der Regel die Spur verziehen und natürlich nicht mehr auf überraschende Ereignisse vor Ihnen reagieren können. Langarmige Rückspiegel sind wenig geeignet, da sie meist zu sehr vibrieren. Wenn Sie im Spiegel ein Fahrzeug entdecken, das Anstalten macht, zu dicht an Ihnen vorbeizufahren, fahren Sie scheinbar etwas unsicher-wacklig, auch wenn Sie eigentlich schnurgerade lenken könnten. Dies veranlasst den Fahrzeugführer hinter Ihnen, sicherheitshalber etwas mehr Abstand einzuhalten, als er eigentlich geplant hatte.

Bedenken Sie die Möglichkeit plötzlichen Seitenwindes, wenn Sie aus dem Windschatten von Gebäuden etc. herausfahren. Umgekehrt müssen Sie sich auch rechtzeitig auf den Luftsog schnell vorbeifahrender LKW einstellen.

Wenn Sie genauso schnell wie der übrige Verkehr fahren (z.B. in der Abfahrt oder in Tempo-30-Zonen), positionieren Sie sich in der Mitte Ihres Fahrstreifens. Besonders bei höherer Geschwindigkeit haben Sie speziell in Kurven die gesamte Fahrstreifenbreite nötig. Sie dürfen daher in dieser Situation andere Verkehrsteilnehmer nicht durch übertrieben weites Rechtsfahren ermutigen, sich neben Sie zu setzen und dadurch Ihren Manövrierspielraum einzuengen.

Kriechen Sie dagegen langsam bergauf, können Sie weiter als normal rechts fahren, da bei langsamstem Tempo weniger Raum zum Reagieren erforderlich ist. Achten Sie aber auf Glas und andere Fremdkörper, die sich gern am rechten Fahrbahnrand ansammeln.

Machen Sie beim Abbiegen Ihre Absicht nicht nur durch Handzeichen, sondern durch deutliches und rechtzeitiges Einordnen früh genug deutlich. Bei einer Abbiegespur halten Sie sich im rechten Teil dieser Spur. Beim Linksabbiegen von einem Fahrstreifen, der auch geradeaus führt, müssen Sie sich dagegen äußerst links in dieser Spur positionieren (siehe Abb. 4.3 c/d).

Unterstützen Sie nicht das böse Klischee des Radel-Rüpels, sondern halten Sie sich an die Verkehrsregeln – auch im Interesse Ihrer eigenen Sicherheit. Die wenigen Sekunden, die Sie durch das Ignorieren einer roten Ampel gewinnen können, lohnen nicht, wenn Sie die Wochen und Monate des Krankenhaus- und Reha-Aufenthaltes bedenken, die im Falle eines Unfalles drohen, vom totalen Verlust Ihrer mühsam gewonnenen Kondition ganz zu schweigen.

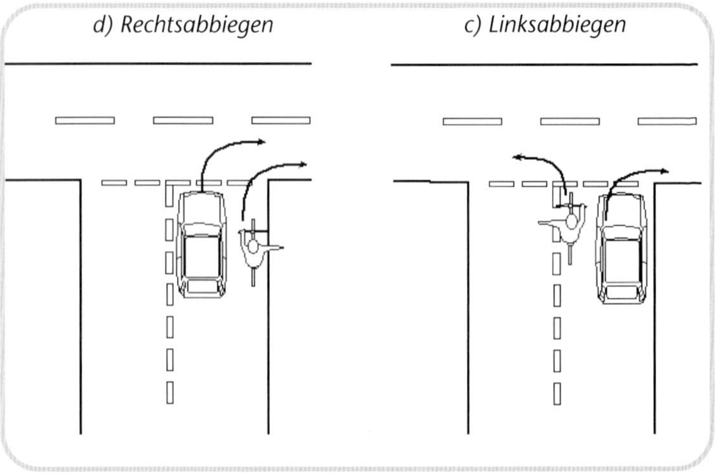

Abb. 4.3 c) und d) Einordnen beim Abbiegen

Vorausschauend fahren
Unfallfreies Fahren hat nichts mit Glück zu tun, sondern mit Aufmerksamkeit und vorausschauendem Mitdenken. Beobachten Sie ständig den Verkehr in Ihrer Nähe und überlegen Sie, was schief laufen könnte. Dann spielen Sie in Gedanken durch, wie Sie reagieren müssten, wenn der Fall tatsächlich einträte. Ein Ausflug in die Hecke rechts neben Ihnen ist wesentlich ungefährlicher als eine Frontalkollision mit dem entgegenkommenden Überholer.

Abfahrten
Sie dürfen stets nur so schnell fahren, dass Sie innerhalb Ihres Sichtbereiches sicher anhalten können. Dies gilt auch und besonders für steile Abfahrten, in denen Ihre Geschwindigkeit Ihr gewohntes Niveau weit übersteigt. Konzentrieren Sie sich auf die Straße, nicht die Landschaft. Rechnen Sie damit, dass hinter unübersichtlichen Kurven ein einbiegender Mähdrescher die Straße komplett blockieren könnte. Bremsen Sie daher rechtzeitig ab, auch wenn es Ihren Schnitt um ein Zehntel senkt.

Bremsen Sie bei langen Abfahrten in Intervallen (kräftig bremsen, dann Bremse wieder lösen) und wechseln Sie zwischen der Vorder- und Hinterradbremse ab. Ein konstantes Schleifenlassen der Bremse führt zu Überhitzung und nachlassender Bremswirkung. Bei Schlauchreifen kann sich die Klebung zwischen Reifen und Felge lösen. Flickstellen können bei starker Erwärmung undicht werden – und ein Reifen, der sich bei hoher Geschwindigkeit plötzlich entlüftet, wäre die Garantie für einen schweren Sturz.

Wenn Ihr Rahmen zu weich ist oder sich verzogen hat oder Ihr Gepäck zu schwer, schlecht verteilt oder falsch befestigt ist, können Sie speziell bei höheren Geschwindigkeiten in einen Resonanzbereich kommen, in dem sich Ihr Rad vehement seitlich aufschwingt und kaum noch zu lenken ist. Sie müssen dann die Ruhe bewahren und diesen Resonanzbereich schleunigst verlassen. Wenn die Umstände es zulassen, kann ein Beschleunigen das Problem durchaus vorübergehend lösen. Sicherer ist jedoch beherztes Bremsen, das das Rad im Regelfall wieder stabilisiert. Anschließend kümmern Sie sich um die Ursache. Lag es nicht am Gepäck, lassen Sie Ihren Rahmen vermessen und ggf. richten oder schlimmstenfalls ersetzen. Auch ein Nachstellen des Steuerlagers kann dem Phänomen abhelfen.

Profi-Tipp

Die Versuchung ist groß, sich in der Abfahrt einfach rollen zu lassen. Es ist aber wichtig, dass Sie weiterhin mittreten, wenn auch nur locker, um Abbaustoffe aus den Muskeln zu spülen und das Blut wieder mit Sauerstoff anzureichern.

Kurven in der Abfahrt

Mit der richtigen Technik ist es ganz einfach, Kurven schnell, sicher und flüssig zu fahren. Passen Sie die Geschwindigkeit rechtzeitig vor der Kurve an, damit Sie nicht in Schräglage hart bremsen müssen. Die meisten begehen dann den Fehler, zu früh in die Kurve zu gehen. Dies führt jedoch nur zu einer eckigen, abgehackten Fahrweise und der Gefahr, noch in der Kurve korrigieren und vor allem auch bremsen zu müssen. Bleiben Sie bei einer Linkskurve solange in der Nähe des rechten Straßenrandes, bis Sie 'durch die Kurve sehen können', d.h. eine gedachte gerade Linie von Ihrer Position über den Scheitelpunkt der Mittellinie bis zum Ausgang der Kurve ziehen können. An diesem Punkt hören Sie auf zu treten, stellen das kurvenäußere Pedal nach unten und belasten es mit Ihrem Gewicht. Dies verhindert nicht nur, dass Sie mit dem inneren Pedal auf dem Boden aufsetzen, sondern erhöht auch die Traktion der Reifen in der Kurve. Achten Sie darauf, dass die Kurve frei von Splitt und Ölflecken ist und niemand Sie gerade überholen will. Lassen Sie sich durch Erhöhung Ihrer Schräglage 'in die Kurve fallen' und fahren Sie Ihre gedachte Linie ab. Ist diese jedoch durch ein Schlagloch oder ein Splittfeld blockiert, fahren Sie den Kreisbogen parallel zum Straßenrand ab. Ganz wichtig ist auch, dass Sie fest und unverwandt auf Ihren Zielpunkt schauen und nicht etwa auf den Baum, mit dem Sie kollidieren könnten, wenn es Sie jetzt aus der Kurve trüge. Sie fahren nämlich automatisch und unterbewusst in erster Linie in die Richtung, in die Sie blicken.

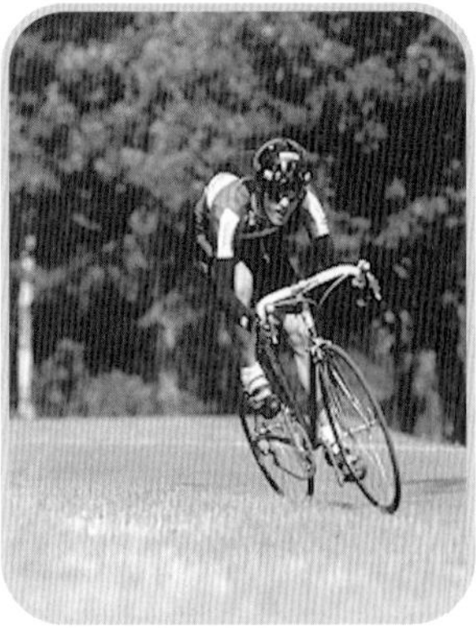

Abb. 4.4 Kurvenlage in der Abfahrt

Bei Rechtskurven fangen Sie, sofern die Verkehrssituation es erlaubt, in der Nähe der Mittellinie an und fahren in gerader Linie über den Scheitelpunkt des rechten Fahrbahnrandes, bis Sie sich am Kurvenausgang wieder in der Nähe der Mittellinie befinden. Dann kehren Sie zu Ihrer normalen Position auf der Straße zurück.

Regen

Nässe ist keine Katastrophe. Allerdings verringert Regen nicht nur Ihre Sicht, sondern setzt auch die Haftung zwischen Reifen und Straße um ungefähr 15 Prozent herab. Sie müssen daher noch vorausschauender fahren, frühzeitiger und weicher bremsen und dürfen sich nicht ganz so scharf in die Kurve legen. Vor allem kann Nässe auf den Felgen zu einem verzögerten Ansprechen der Bremse führen. In der Abfahrt kann es sich daher lohnen, die Bremsen permanent ganz leicht schleifen zu lassen, um den Wasserfilm von den Felgen zu streifen. Es gibt Bremsbeläge, deren Material speziell auf hohe Bremsleistung trotz Nässe ausgelegt ist. Wenn Sie nicht lebensmüde sind, fahren Sie niemals mit Stahlfelgen im Regen, sofern Ihr Rad mit Felgenbremsen ausgerüstet ist. Auf nassem Stahl fasst auch der beste Bremsbelag äußerst schlecht und bestenfalls mit einer schier unendlich erscheinenden Verzögerung.

Hunde

Speziell auf dem Lande wird es Ihnen früher oder später passieren, dass ein Hund aus einem Gehöft herausgelaufen kommt und laut bellend auf Sie zuschießt. Bewahren Sie die Ruhe! Halten Sie den Lenker bremsbereit fest und unternehmen Sie keine wilden Schlenker. Der Hund wird in aller Regel nicht darauf aus sein, von Ihnen überfahren zu werden oder mit Ihnen zu kollidieren. In den allermeisten Fällen wird er Sie auch nicht beißen wollen. Sie sind für ihn entweder eine angenehme, zum Spiel herausfordernde Abwechslung, oder er will Sie aus seinem Revier vertreiben. Tun Sie ihm den Gefallen und fahren Sie ruhig und scheinbar unbeeindruckt weiter. Es kann auch nie schaden, einige beruhigende Worte zu dem Hund zu sagen. Da es eine Theorie gibt, nach der vor allem die wirbelnden Beine des Radlers den Hund aufregen, stellen Sie, wenn das Gelände es erlaubt, das Treten ein, bis Sie aus dem Bereich des Hundes herausgerollt sind.

Am gefährlichsten sind Hunde für schnelle, windschattenfahrende Rennradlergruppen. Der Hund konzentriert sich meist voll und ganz auf den Führenden, schießt hinter diesem vorbei und kann dadurch unabsichtlich mit dem zweiten Fahrer kollidieren, was häufig einen eindrucksvollen Massensturz auslöst, wenn die Hintermänner sich nicht konzentriert und mitgedacht und rechtzeitig abgebremst haben. Als letztes Mittel gegen besonders aggressive Vierbeiner führen manche Fahrer in der Trikottasche Pfefferspray mit. Probieren Sie aber besser nicht, aus der Fahrt heraus hiermit den Hund zu besprühen, sondern lassen Sie lieber beide Hände am Lenker. Auch der meist wenig effektive Versuch, in der Fahrt nach dem Hund zu treten, ist nicht empfehlenswert, da er das Tier zusätzlich provozieren kann und vor allem Ihre Kontrolle über das Rad beeinträchtigt.

Fahren im Gelände

Die Herausforderung, die schwieriges Gelände an die eigene Fahrtechnik stellt, und das Überwinden physischer und mentaler Hindernisse sind der eigentliche, besondere Reiz des Mountainbikens. Wie so oft im Leben lässt sich das meiste nicht am grünen Tisch, sondern nur durch geduldiges, praktisches Üben erlernen. Dennoch können einige theoretische Tipps und Hinweise zur Vorbereitung nicht schaden. Blicken Sie dorthin, wo Sie lang fahren wollen – fixieren Sie nicht gebannt das Hindernis, das Sie unbedingt vermeiden wollen. Sonst erhöhen Sie die Chance, doch das Hindernis zu erwischen, denn das Rad folgt Ihrem Kopf. Lassen Sie Ihren Blick kontinuierlich zwischen einem in 15 m Entfernung vor Ihnen auf Ihrer Fahrstrecke liegenden Punkt und einer zwei Meter vor Ihrem Rad befindlichen Stelle hin- und herwandern. Auf diese Weise können Sie sich rechtzeitig auf Hindernisse einstellen. Und bedenken Sie, dass zwar noch kein Meister vom Himmel gefallen ist, wohl aber auch und gerade jeder Meister schon wenigstens einmal von seinem Mountainbike. Meist nimmt Ihr Stolz mehr Schaden als Sie oder Ihr Rad, und nur aus Ihren Fehlern können Sie lernen.

Hindernisse

Früher oder später stellt sich Ihnen im Gelände ein Hindernis in den Weg, z.B. eine Felskante oder ein starker Ast auf dem Boden. Das Schöne am MTB ist, dass sich damit solche Hindernisse, wenn sie nicht ernsthaft hoch sind, leicht überwinden lassen, sofern Sie die richtige Technik beherrschen.

- Ausreichende Geschwindigkeit stabilisiert Ihr Rad und verhindert, dass das Hindernis Sie komplett abstoppt und Sie umfallen. Bremsen Sie daher nicht ab, sondern beschleunigen Sie sogar bis unmittelbar vor dem Hindernis. Bergauf müssen Sie eventuell auch während der Überwindung des Hindernisses weiter treten.
- Auch im Zeitalter von Gabel- und Rahmenfederung ist der menschliche Körper immer noch der weitaus effektivste Stoßdämpfer. Lassen Sie daher rechtzeitig Knie, Ellenbogen, Schultern und Handgelenke zum Abfedern des Anpralls locker.
- Fahren Sie das Hindernis im rechten Winkel an. Halten Sie den Lenker fest und bremsen Sie nicht. Stellen Sie kurz vor dem Hindernis die Kurbeln horizontal und belasten Sie beide Pedale gleichmäßig, während Sie das Gesäß leicht vom Sattel heben und Ihr Gewicht etwas nach hinten verlagern.
- Beim Erreichen des Hindernisses verlagern Sie Ihr Gewicht deutlich nach hinten und ziehen etwas am Lenker. Das Vorderrad steigt im Anprall mehr oder weniger hoch (vgl. Abb. 4.5a). Blocken Sie dies nicht ab, sondern lassen Sie das Rad kommen. Absorbieren Sie den Stoß durch Anbeugen von Knien und Ellenbogen. Das Vorderrad muss aber in jedem Fall gerade in der Spur bleiben.

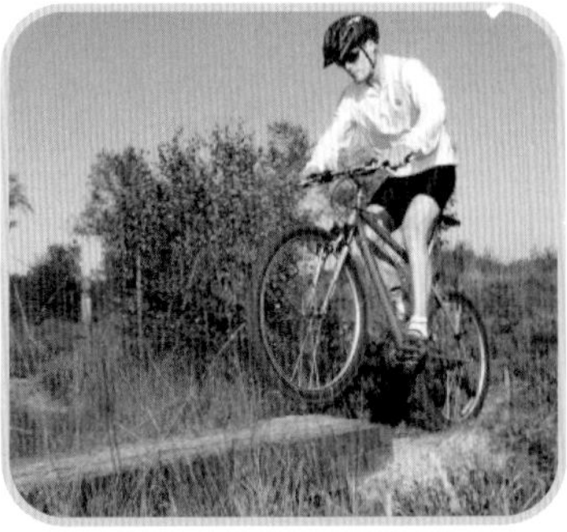

Abb. 4.5a Auffahren auf das Hindernis

- Sobald Ihr Vorderrad über das Hindernis hinweg ist, drücken Sie es auf den Boden, indem Sie die Arme fast, aber nicht ganz, durchstrecken. Hierdurch verlagern Sie Ihr Gewicht wieder nach vorn, um jetzt das Hinterrad zu entlasten (vgl. Abb. 4.5b). Bleiben Sie aus dem Sattel und lassen Sie das unbelastete Hinterrad über das Hindernis rollen (vgl. 4.5c). Profis heben das Hinterrad aktiv an, indem sie mittels Pedalhaken bzw. -bindung durch Anwinkeln der Beine an den Pedalen ziehen. Sobald Sie das Hindernis überwunden haben, konzentrieren Sie sich wieder auf die vor Ihnen liegende Fahrstrecke.

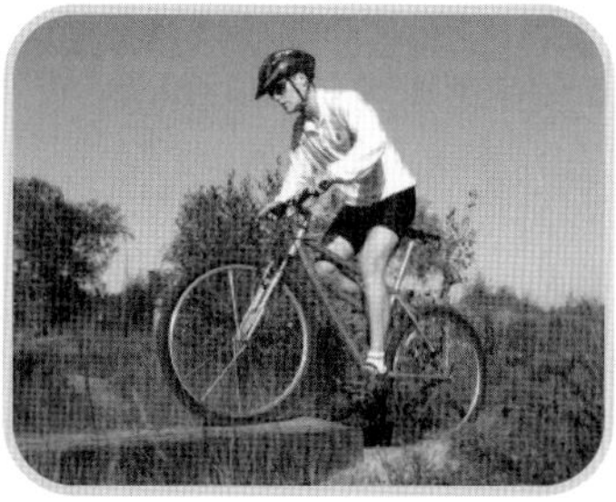

Abb. 4.5b Gewichtsverlagerung nach vorn

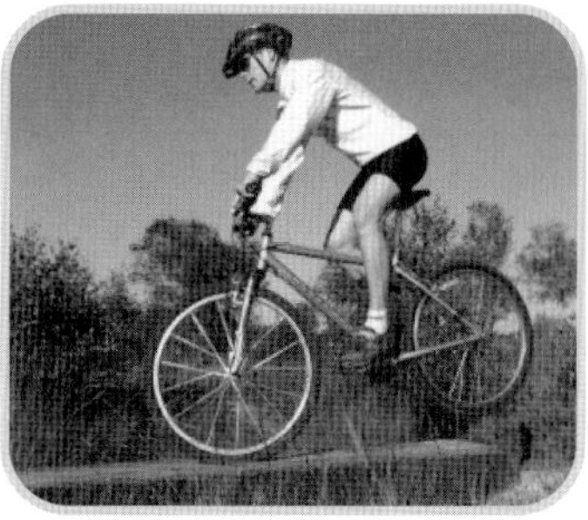

Abb. 4.5c Nachziehen des Hinterrades

Steigungen

Fahren Sie Berge nicht hoch, sondern über sie hinweg – die Fahrt endet schließlich nicht auf dem Gipfel. Anfänger schalten am steilen Berg kontinuierlich in immer kleinere Gänge, werden fortlaufend langsamer und bleiben am Gipfel fast stehen. Profis schalten dagegen von unten her hoch, beschleunigen auf den Gipfel zu und halten das Tempo über diesen hinweg. Das Geheimnis liegt im klugen Einteilen der Kraft auf die gesamte Steigung.

Weichen Sie Steigungen nicht aus. Diese sind der Schlüssel zu aerobem Trainingserfolg (s. S. 85), Muskelkraft und Ausdauer. Eine Abneigung gegen Steigungen heißt nur, dass Sie unbedingt häufiger Berge fahren sollten.

Bergfahren erfordert etwas Planung. Versuchen Sie, die Steigung in Ihrer Gesamtheit rechtzeitig einzuschätzen. Wichtig ist, dass Sie sich auf dem Rad wohl fühlen. Fahrhaltung, Gangstufe und Geschwindigkeit haben großen Einfluss darauf, in welchem Zustand Sie den Gipfel erreichen.

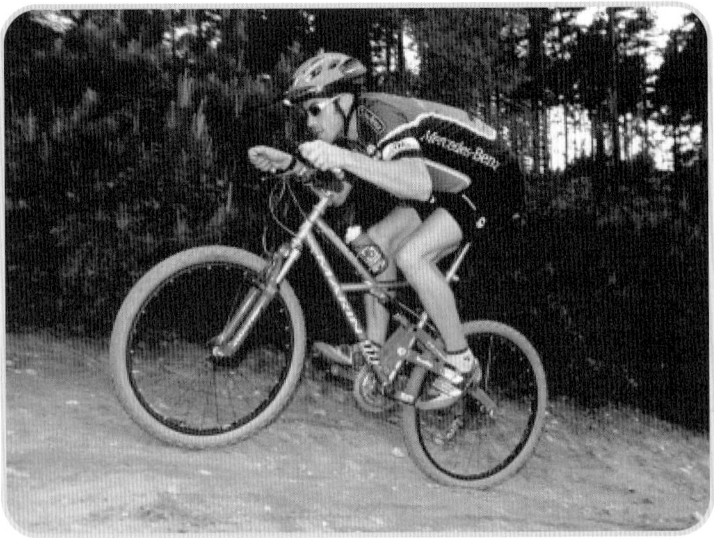

Abb. 4.6 Korrekte Haltung beim Bergfahren

- Die Wahl des Kettenblattes hängt davon ab, wie steil der Berg ist und wie gut Sie drauf sind. Für lange, steile Berge schalten Sie lieber gleich auf das kleine Blatt, ansonsten können Sie es erst einmal auf dem mittleren Blatt versuchen.
- Es ist wichtig, dass Sie möglichst vor der Steigung auf das richtige Blatt wechseln. Unter voller Last kann der Gangwechsel vorn sonst Probleme bereiten. Hinten können Sie dagegen erforderlichenfalls auch im Berg Ihren Gang noch anpassen.
- Achten Sie darauf, beim Schalten flüssig, aber nach Möglichkeit ohne volle Last weiterzutreten. Keinesfalls sollten Sie vor dem Schalten mit dem Pedalieren aufhören. Vermeiden Sie im Berg Schaltvorgänge vorn. Wenn Sie doch noch auf ein kleineres Blatt wechseln müssen, nehmen Sie beim Schalten etwas den Druck vom Pedal, damit die Kette sauber überwechselt.

Insgesamt ist das Ziel, flüssig und effizient zu treten. Bleiben Sie nach aller Möglichkeit im Sattel. Maximal viel Gewicht auf dem Hinterrad sorgt für bessere Traktion. Das Vorderrad muss aber fest auf dem Boden bleiben. Sie sollen das Gefühl haben, sich anzustrengen, aber nicht, Unmögliches leisten zu müssen. Wenn nichts mehr geht, gehen Sie halt – zu Fuß, das Rad schiebend. Auch das ist nicht das Ende der Welt.

Anfahren am Berg

Freiwillig sollten Sie an einer Steigung nie anhalten, aber manchmal lässt es sich nicht vermeiden. Das Anfahren in einer steilen Passage erfordert Technik:

- Schauen Sie sich nach einem etwas ebeneren Startplatz um und begeben Sie sich dorthin. Findet sich keiner, versuchen Sie es an Ort und Stelle – oder Sie schieben.
- Schalten Sie in den richtigen Gang. Nicht zu klein, da es sonst Traktionsprobleme geben kann, aber auch nicht so groß, dass Sie die Kurbel gar nicht mehr heruntergedrückt bekommen.
- Nehmen Sie das Fahrrad zwischen die Beine. Ziehen Sie beide Bremsen. Auf der Seite Ihres stärkeren Beines lassen Sie die Kurbel nach vorn-oben zeigen. Stellen Sie den Fuß auf dieses Pedal bzw. steigen Sie in die Bindung ein.
- Lösen Sie die Bremsen. Ziehen Sie den Lenker auf sich zu. Stoßen Sie sich mit dem auf dem Boden befindlichen Fuß ab und treten Sie mit dem anderen kräftig auf das Pedal. Stellen Sie den zweiten Fuß möglichst schnell auf sein Pedal und pedalieren Sie weiter. Um Bindung oder Pedalhaken kümmern Sie sich erst, wenn die Umstände wieder günstiger sind. Gehen Sie mit dem Körper nicht zu weit nach vorn – möglichst viel Gewicht auf dem Hinterrad verbessert die Traktion.
- Sobald Sie in Schwung sind, setzen Sie sich und steigen in das zweite Pedal ein.

Steile Abfahrten

Der Lohn des anstrengenden Anstiegs ist die rasante Abfahrt auf der anderen Seite. In erster Linie gilt hier auch das für Abfahrten auf der Straße Gesagte (S. 49-50). Bei ernsthaft steilen Passagen ist zusätzlich Folgendes zu beachten:

- Schieben Sie Ihren Körper möglichst weit nach hinten. Manchmal müssen Sie nach hinten aus dem Sattel herausgleiten. Dies sollten Sie rechtzeitig üben.
- Hören Sie auf zu treten und stellen Sie die Kurbeln waagerecht, damit Sie nicht mit einem unten stehenden Pedal an einem Hindernis hängen bleiben können. Ihr Gewicht ruht auf

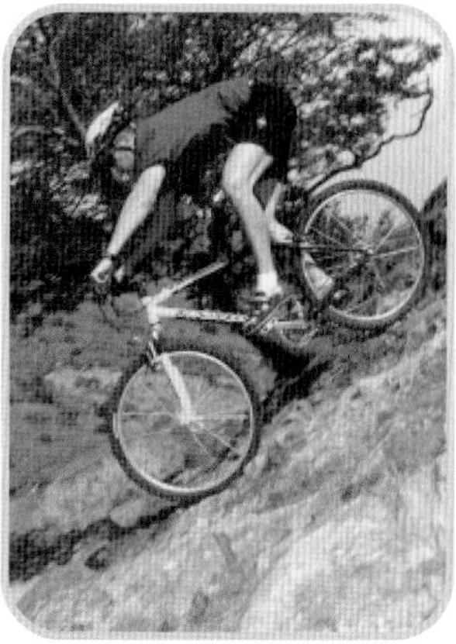

Abb. 4.7 So sieht die Haltung in der Abfahrt aus

den Fußballen und wird durch die Oberschenkelmuskeln stabilisiert. Die Knie bleiben gebeugt, um als Stoßdämpfer zu fungieren. Strecken Sie die Arme fast – aber nicht ganz – durch, so dass Ihre Haltung bequem und ausbalanciert ist.

- Lenken Sie primär durch Gewichtsverlagerung in Hüfte und Oberkörper. Bewegen Sie den Lenker möglichst wenig und keinesfalls ruckartig.
- Bremsen Sie in erster Linie hinten – vorn nur in kleinen Intervallen. Achten Sie darauf, dass die Räder nicht blockieren, ganz besonders das Vorderrad.
- Übertreiben Sie es nicht mit der Geschwindigkeit, vor allem nicht, solange Sie noch nicht allzu viel Erfahrung gesammelt haben.

Richtiges Verhalten in der freien Natur

Folgende, sinnvolle Verhaltensmaßregeln sollten alle Mountainbiker beherzigen:

- Fahren Sie nur, wo dies erlaubt ist. Ignorieren Sie keine Wegsperrungen.
- Hinterlassen Sie keine Spuren. Fahren Sie nicht, wo Sie Bodenoberfläche und Pflanzendecke beschädigen würden, z.B. auf losen Böden, die durch Regen aufgeweicht wurden. Entwickeln Sie einen Blick für kritische Bedingungen. Bleiben Sie auf bestehenden Wegen und schaffen Sie keine neuen.
- Fahren Sie immer so, dass Sie Herr der Situation bleiben. Damit aus Spaß nicht plötzlich Ernst wird.
- Fahren Sie defensiv. Kündigen Sie Ihr Kommen Fußgängern und Reitern rechtzeitig durch dezentes Klingeln oder ein freundliches Wort an, anstatt ihnen durch plötzliche Vorbeifahrt von hinten einen Schreck einzujagen. Denken Sie bei unübersichtlichen Kurven an die Möglichkeit plötzlich auftauchender Hindernisse.
- Erschrecken Sie Tiere nicht. Die meisten Tiere geraten durch plötzliche Geräusche oder schnelle, leise Annäherung in Panik. Geben Sie Tieren Zeit, sich auf Sie einzustellen, und umfahren Sie sie in möglichst weitem Bogen. Sprechen Sie Reiter im Zweifelsfall an, bevor Sie überholen. Unnötiges Beunruhigen von Vieh und Wildtieren ist verboten.
- Hinterlassen Sie Gattertore so, wie Sie diese vorfinden, bzw. beachten Sie etwaige Schilder.
- Planen Sie sorgfältig. Bedenken Sie, was Sie unterwegs möglicherweise benötigen. Sorgen Sie dafür, dass Sie sich selbst helfen können. Kilometerlanges Schieben eines defekten Rades macht absolut keinen Spaß. Ihre Ausrüstung muss vollständig und tauglich sein. Ziehen Sie plötzliche Wetterumschwünge ins Kalkül. Vermeiden Sie, abseits der Zivilisation allein unterwegs zu sein.

Trainingsprinzipien

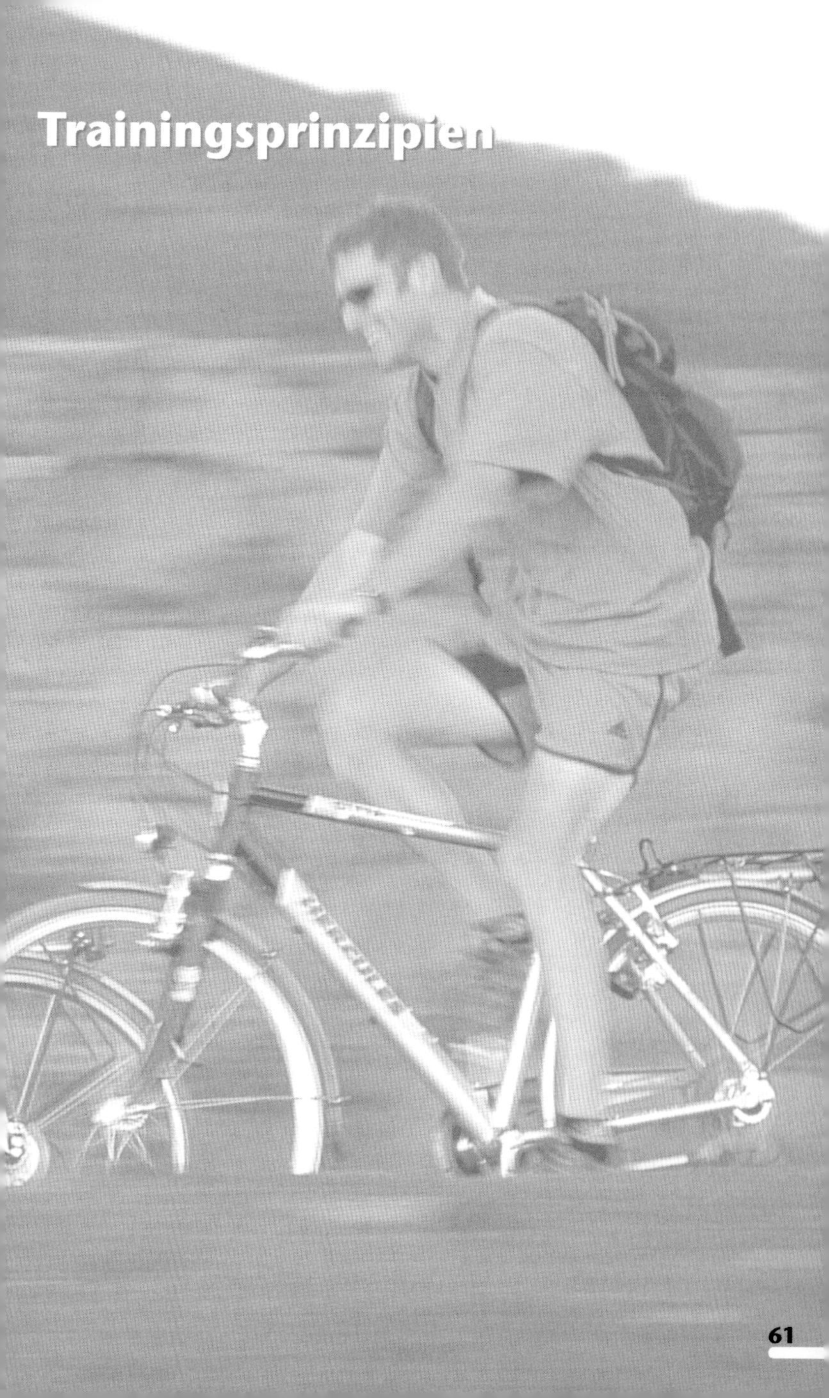

Trainingsprinzipien

Da Sie dieses Buch lesen, liegt Ihnen Ihre Fitness offensichtlich am Herzen. Ferner ziehen Sie das Fahrrad als Mittel der Steigerung Ihrer Fitness und des Erhaltes Ihrer Gesundheit zumindest in Erwägung. Radfahren ist eine vielschichtige Aktivität mit diversen Facetten, die den Körper jeweils spezifisch beanspruchen. Sowohl der Geschäftsmann auf dem Fahrradergometer in seinem Keller als auch der junge Downhiller auf seinem MTB fahren Rad, nur halt auf verschiedene Weise.

Bevor wir uns mit den Spezifika des fitnessorientierten Radfahrens befassen, betrachten wir die allgemeinen Prinzipien eines jeden Trainingsprogramms. Die Umsetzung des Entschlusses, Ihr Leben durch körperliches Training zu bereichern, erfordert Motivation, damit Sie hiervon auch maximal und nachhaltig profitieren. Möglichst frühzeitig sollten Sie entscheiden, welches Fitnessniveau Sie anstreben. Fitness ist ein relativer Begriff, unter dem jeder etwas anderes verstehen kann. Im Rahmen unabänderlicher altersmäßiger und genetischer Beschränkungen kann jeder durch ein ausgewogenes Training seine Lebensqualität auf Dauer verbessern und gleichzeitig seine Ernährungsgewohnheiten sinnvoll umstellen (vgl. S. 126-142). Obwohl Sie recht schnell Trainingsfortschritte verzeichnen werden, lässt sich Fitness nicht über Nacht erzielen. Vielmehr ist hier Ihr Durchhaltevermögen gefragt.

Bevor Sie sich über Ihr Training weitere Gedanken machen, müssen Sie sicherstellen, dass Ihr allgemeiner Gesundheitszustand vermehrter körperlicher Aktivität nicht im Wege steht.

Gesundheitsprüfung

Allgemein gilt, dass auch anspruchsvolles körperliches Training für gesunde oder unter ärztlicher Aufsicht stehende Personen kein besonderes Risiko darstellt. Bewegungsmangel und Übergewicht sind weitaus gefährlicher. Wenn Sie jünger als 35 Jahre sind und sich bei guter Gesundheit befinden, brauchen Sie nicht zwingend einen Arzt zu konsultieren, bevor Sie Ihr Trainingsprogramm angehen. Sind Sie jedoch älter und haben sich vor allem in den vergangenen Jahren körperlich nicht betätigt, sollten Sie sich zunächst medizinisch untersuchen lassen. Möglicherweise möchte Ihr Arzt Sie zunächst einem Belastungstest unter Aufsicht unterziehen. Bei Vorliegen folgender Zustände ist unbedingt vor Trainingsbeginn eine ärztliche Freigabe einzuholen.

Zustände, die eine ärztliche Trainingsfreigabe erfordern

- *Bluthochdruck*
- *Herzprobleme*
- *Schwindelanfälle*
- *Kurzatmigkeit nach geringer Anstrengung*
- *Arthritis oder sonstige Erkrankungen des Skeletts bzw. der Gelenke*

Wenn Sie an einem dieser Symptome leiden oder schwanger sind, werden Sie sich wahrscheinlich ohnehin schon in medizinischer Betreuung befinden. Anderenfalls können Sie durch einen schnellen Selbsttest grob einschätzen, ob Sie einen Arzt konsultieren sollten. Beantworten Sie sich die folgenden Fragen:

- Hat Sie ein Arzt jemals auf Herzprobleme aufmerksam gemacht oder Ihnen gesagt, dass Sie sich nur gemäß ärztlicher Empfehlung körperlich betätigen sollten?
- Haben Sie bei körperlicher Anstrengung Schmerzen in der Brust?
- Haben Sie im vergangenen Monat Brustschmerzen gehabt, auch ohne dass Sie sich körperlich betätigt hätten?
- Haben Sie Gleichgewichtsprobleme als Folge von Schwindelanfällen? Haben Sie jemals das Bewusstsein verloren?
- Ist Ihnen ein Skelett- oder Gelenkproblem bekannt, das sich durch vermehrte Bewegung verschlimmern könnte?
- Bekommen Sie aktuell Blutdruck- oder Herzmedikamente verschrieben?
- Sind Ihnen andere Gründe bekannt, die gegen körperliche Betätigung sprächen?
- Sind Sie schwanger?
- Sind Sie Diabetiker?
- Sind Sie Epileptiker?

Wenn Sie eine dieser Fragen mit Ja beantwortet haben, müssen Sie vor Beginn oder der Intensivierung eines Trainingsprogramms unbedingt einen Arzt konsultieren. Diese Fragen können natürlich nur einen Anhalt geben. Wenn Sie irgendwelche Bedenken haben, wenden Sie sich sicherheitshalber an Ihren Arzt.

Allgemeine Trainingsprinzipien

Training, wie wir in Kapitel 1 kurz angerissen haben, bedeutet, Ihren Körper physisch wie psychologisch zu belasten, damit er sich daran gewöhnt, mit dieser Belastung fertig zu werden. Als Folge radfahrspezifischer Trainingsbelastungen stellt sich Ihr Körper darauf ein, schneller und weiter zu fahren, als ihm dies zuvor möglich war.

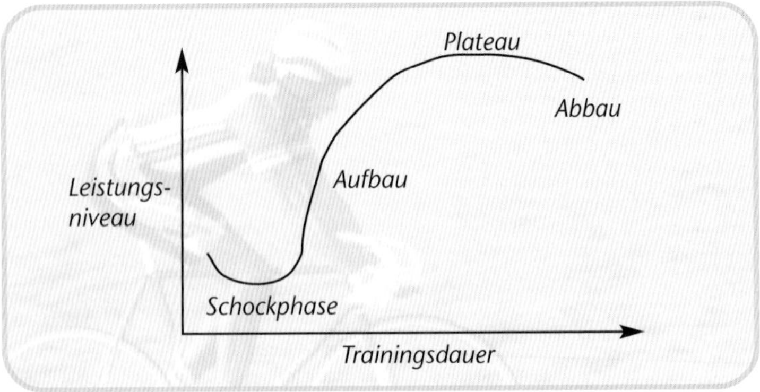

Abb. 5.1 Das Gesetz des steigenden Aufwandes

Der Beginn des Trainings bedeutet für den Körper einen Schock; er muss kämpfen, um sich an die Belastung zu gewöhnen. Zum Beispiel könnten Sie am Tag nach Ihrer ersten schnellen Bergfahrt einen gewaltigen Muskelkater haben. Bald jedoch werden Sie signifikante Fortschritte verzeichnen, indem zum Beispiel die Zeit, die Sie für eine bestimmte Standardstrecke benötigen, drastisch sinkt. Nach und nach fallen die Fortschritte weniger deutlich aus, und nach einer gewissen Periode ernsthaften Trainings erreicht die Leistung in der Regel ein konstantes Niveau oder nimmt sogar wieder leicht ab. Dies nennt man das Gesetz des steigenden Aufwandes.

Bei der Planung eines Trainingsprogramms sind eine ganze Reihe von Prinzipien zu berücksichtigen, um ein optimales Ergebnis zu erzielen. Ein Ignorieren dieser Regeln würde bedeuten, dass Sie aus der aufgewendeten Zeit nicht den größtmöglichen Nutzen ziehen. Sechs dieser Prinzipien werden wir nachfolgend betrachten. Sie verdeutlichen Funktion und Wirkungsweise des Trainings. Kapitel 6 erklärt, wie dieses theoretische Wissen in der Praxis Ihrer Trainingsfahrten anzuwenden ist.

Das Prinzip der Überforderung

Wenn jede Ihrer Trainingsfahrten mit der gleichen Geschwindigkeit über die gleiche Strecke führt, werden Sie das bereits erreichte Leistungsniveau nicht weiter steigern. Zum Erzielen von Trainingsfortschritt müssen Sie größeren Widerstand überwinden, als Sie gewohnt sind. Man nennt dies das Prinzip der Überforderung. Überforderung führt zu Erschöpfung, gefolgt von einer Erholungsphase, und schließlich zu gesteigerter Leistung (Überkompensation genannt – s. S. 69 unten). Nach anfänglichen Fortschritten versäumen viele Fahrer, sich weiterhin ausreichend zu (über)fordern. Als Folge bleiben neue Fortschritte aus. Wenn Ihr Training über längere Zeit konstant verlief, müssen Sie es dringend durch eine Steigerung der Anforderungen neu beleben. Das Steigerungsprinzip wird auf S. 70 erläutert. Es lässt sich auf drei verschiedene Arten realisieren, die auch mit einander kombiniert werden können:

1. Trainingsintensität

Dies heißt schlicht, wie sehr Sie sich anstrengen. Damit Sie Überforderung und Steigerung in Ihrem Trainingsprogramm vernünftig planen können, benötigen Sie einen Maßstab für die Trainingsintensität. Für dessen quantitative Beurteilung stehen verschiedene Methoden zur Verfügung, von denen aber für den Radfahrer nur drei von praktischer Relevanz sind:

- Geschwindigkeit
- subjektives Gefühl – empfundene Anstrengung
- Puls

Geschwindigkeit

Zu unterscheiden sind Momentan- und Durchschnittsgeschwindigkeit. Beide lassen sich mittels eines Fahrradcomputers ermitteln (s. S. 41-42). Dieser ist in der Anschaffung relativ preisgünstig und bietet viele interessante Informationen, ist aber unbrauchbar, um den Grad der Trainingsintensität direkt zu ermitteln. Denn den Körper interessiert nur, wie schwer er arbeiten muss, und nicht die erzielte Geschwindigkeit. Ein Beispiel: Sie nehmen sich vor, Ihre Standard-Trainingsstrecke mit einem Schnitt von 25 km/h zu fahren. Wegen starken Gegenwindes müssen Sie schwer kämpfen, um den Schnitt zu halten. In der folgenden Woche herrscht dagegen Rückenwind, so dass Sie sich kaum anstrengen müssen, um auf derselben Strecke den gleichen Schnitt zu fahren. Bei der ersten Fahrt war Ihr Puls viel höher als bei der zweiten – bei gleichem Ergebnis. Geschwindigkeit ist daher als Intensitätsindikator wenig nützlich. Wenn Sie sich dagegen vornehmen, bei einem Puls von 150 zu trainieren, käme es auf die Umfeldbedingungen nicht mehr an. Die Geschwindigkeit würde variieren, aber die Belastung Ihres Körpers wäre identisch, und nur das zählt.

Subjektives Gefühl – empfundene Anstrengung
Mit dem Gefühl, d.h. dem empfundenen Anstrengungsgrad (EAG), lässt sich die Trainingsintensität dagegen sehr gut einschätzen. Verwenden Sie die nachfolgende EAG-Skala, um Ihr Gefühl numerisch zu evaluieren.

Grad der empfundenen Anstrengung

6	*13 – mäßig anspruchsvoll*
7 – äußerst anspruchslos	*14*
8	*15 – anspruchsvoll*
9 – sehr anspruchslos	*16*
10	*17 – sehr anspruchsvoll*
11 – ziemlich anspruchslos	
12	*19 – äußerst anspruchsvoll*
	20

Anm.: Streben Sie »mäßig anspruchsvoll« an (80% des maximalen Pulsbereiches).

Puls
Der Puls lässt relativ präzise Rückschlüsse auf den aktuellen Sauerstoffumsatz des Körpers während des Trainings zu. Über die Messung des Pulses kann man daher die Trainingsintensität exakt kontrollieren und anpassen. Die Anschaffung eines Pulsmessers (s. S. 42-43) ist daher sehr zu empfehlen, zumal diese Geräte heutzutage mehr als erschwinglich geworden sind. Man muss jedoch immer auch noch wissen, wie man die Messwerte zu interpretieren hat.

Auch ohne Pulsmesser kann man den Puls ermitteln. Sie benötigen lediglich eine Uhr mit Sekundenzeiger. Ertasten Sie mit Zeige- und Mittelfinger (nicht dem Daumen!) der einen Hand den Puls an der Innenseite des Gelenks der anderen Hand. Zählen Sie, wie oft der Puls in einem Zeitraum von 15 Sekunden schlägt. Multiplizieren Sie den Wert mit Vier. Der Wert verrät Ihnen dann, wie sehr Sie sich angestrengt haben. Zwischen Anhalten und Beginn des Zählens dürfen jedoch nicht mehr als 10 Sekunden vergehen, damit der Wert nicht verfälscht wird. Auf der Grundlage der Messung können Sie dann entscheiden, ob Sie beim Weiterfahren noch einen Zahn zulegen oder es etwas langsamer angehen lassen – je nach dem von Ihnen angestrebten Trainingsziel Ihrer Fahrt.

Bei einigen der in Kapitel 6 enthaltenen Trainingsbeispielen wird ein Prozentsatz des Pulsbereiches angegeben, um die angestrebte Belastungsintensität festzulegen. Ihren persönlichen Pulsbereich ermitteln Sie so:

1. Stellen Sie Ihren Ruhepuls fest. Diesen messen Sie am besten morgens nach dem Aufwachen, während Sie noch im Bett liegen, oder abends vor dem Einschlafen, wenn Sie sich völlig entspannt haben. Mitteln Sie die Werte einiger Tage aus.

Beispielswert Ruhepuls: 50

2. Ermitteln Sie Ihren Maximalpuls, entweder geschätzt durch Subtraktion Ihres Alters von der Zahl 220, oder empirisch: Fahren Sie sich 10 Minuten lang warm. Steigern Sie dann kontinuierlich Ihr Tempo über einen Zeitraum von fünf Minuten. Sprinten Sie abschließend mit maximaler Intensität 20 Sekunden lang bergauf. Messen Sie Ihren Puls.*

Beispielswert Maximalpuls: 200

3. Subtrahieren Sie den Ruhepulswert vom Maximalpuls, und Sie erhalten Ihren persönlichen Pulsbereich, um den Ihr Herzschlag zwischen Ruhe und Maximalbelastung variieren kann.

Maximalpuls minus Ruhepuls gleich Pulsbereich
(200 – 50 = 150)

4. Multiplizieren Sie den Pulsbereichswert mit dem Belastungsprozentsatz, auf dessen Niveau Sie trainieren wollen (s. o.), zum Beispiel 60%.

Bereich mal Belastungsprozentsatz gleich Zwischenwert A
(150 x 0.6 = 90)

5. Addieren Sie zu dem Zwischenwert Ihren Ruhepuls (siehe Punkt 1) und Sie erhalten den beim Training anzustrebenden Sollpuls.

Ruhepuls plus Zwischenwert A = Sollpuls
(50 + 90 = 140)

*Führen Sie diesen Test NICHT durch, wenn Sie Herzprobleme haben oder Ihnen Gründe bekannt sind, dass maximale körperliche Belastung Ihrer Gesundheit schaden könnte, bzw. Ihr Arzt Sie jemals darauf hingewiesen hat, dass Sie Maximalbelastung unterlassen sollten. Führen Sie in diesen Fällen Training am oberen Limit erst nach entsprechender ärztlicher Freigabe durch.

Die Berechnung mag Ihnen erst kompliziert erscheinen, sie ist es jedoch nicht. Am besten fertigen Sie sich auf einem Selbstklebeetikett eine Tabelle, auf der Sie den jeweiligen Sollpuls für alle Belastungsprozentsätze zwischen 60 und 100 in Fünf-Prozent-Schritten vermerken. Diese Tabelle kleben Sie sich auf den Lenker.

Sie hat jedoch nicht für immer und ewig Gültigkeit. Mit zunehmender Leistungsfähigkeit Ihres Herz-Kreislaufsystems wird sich der Ruhepuls wahrscheinlich nach unten verschieben, so dass sich auch die Sollpulswerte ändern. Messen Sie den Ruhepuls daher gelegentlich nach.

Training unterhalb des Volllastbereiches lässt sich in drei Kategorien einteilen:

- *Aktive Erholung* – weniger als 60% des Pulsbereiches. Leichte Bewegung ist der Erholung dienlicher als völlige Inaktivität.
- *Langsames Ausdauertraining* – 60-75 % des Pulsbereiches. Hiermit steigern Sie die Fettverbrennung sowie Ihre aerobe Leistung und die Ihrer Muskeln. Die meisten Ihrer Trainingskilometer werden sich auf diesem Niveau bewegen, insbesondere während Sie eine grundlegende Fitness aufbauen und lernen, optimal zu trainieren (s. S. 83-84).
- *Gesteigertes Tempo* – 75-85 % des Pulsbereiches. Dies ist der Übergangsbereich zwischen Ausdauer- und Intensivtraining.

Beim Intensivtraining liegt der Schwerpunkt auf Beschleunigung, Höchstgeschwindigkeit, dauerhaft hoher Geschwindigkeit und Sprint-/Erholungszyklen sowie hohem Belastungsniveau. Intensivtraining gehört damit zum Wettkampftraining.

Die drei niedrigeren Intensitätsniveaus machen den Großteil eines jeden Radfahrtrainings aus, bei dem der Schwerpunkt auf allgemeiner Fitness/Gesundheit liegt. Dem American College of Sports Medicine zufolge ist Ausdauertraining geringer bis moderater Intensität (60 bis 80 % des Pulsbereiches) fast ausnahmslos für jedermann empfehlenswert.

Auf der Basis dieses Wissens können Sie mittels Ihres Pulses die gewünschte Trainingsintensität einregulieren und für angemessene Überforderungsstimulans sorgen.

2. Trainingsdauer

Diese definiert die Zeit, während der Sie entweder zusammenhängend oder in Intervallen (s. S. 72-73) auf einem bestimmten Intensitätsniveau trainieren. Ein Trainingseffekt stellt sich erst ein, wenn Sie mindestens 20 bis 30 Minuten mit der angestrebten Belastung trainieren. Halten Sie dies derzeit noch nicht durch, fangen Sie mit weniger an und steigern sich dann mit zunehmender Leistung langsam.

3. Trainingshäufigkeit

Dies bezeichnet schlicht, wie oft Sie trainieren. Maximaler Effekt mit Hinblick auf die aerobe Leistung wird durch drei Trainingseinheiten in der Woche erzielt, sagt uns die Forschung. Dabei scheint es interessanterweise keine Rolle zu spielen, ob die drei Trainingstage am Stück liegen oder sich jeweils mit Ruhetagen abwechseln. Sofern die Intensität weiterhin derjenigen entspricht, mit der das gegenwärtige Leistungsniveau aufgebaut wurde, können anschließend Dauer und Häufigkeit reduziert werden. Beispiel: Wenn Sie zum Beispiel ursprünglich 12 Stunden pro Woche mit 75% des Pulsbereiches trainiert haben, können Sie dies letzten Endes auf 4 Trainingsstunden pro Woche zurückfahren, sofern es bei den 75% bleibt.

Das Überforderungsprinzip

Mit der Strategie, den Körper – oder einen bestimmten Körperteil – zu belasten und ihn sich dann hiervon erholen zu lassen, wird eine Anpassung an die Änderung der Lebensumstände bewirkt. Nach dem Training ist der Körper zunächst erschöpft. Während der folgenden Erholungsphase kompensiert er die Belastung auf eine Weise, dass er anschließend mit solcher Belastung besser fertig werden kann. Dies nennt man positive Anpassung. Sofern dann allerdings eine weitere Belastung nicht mehr erfolgt, kehrt der Körper schließlich wieder auf das Ausgangsniveau zurück. Der durch eine Trainingsbelastung ausgelöste Reaktionszyklus verläuft in der Form von Überkompensation (s. Abb. 5.2).

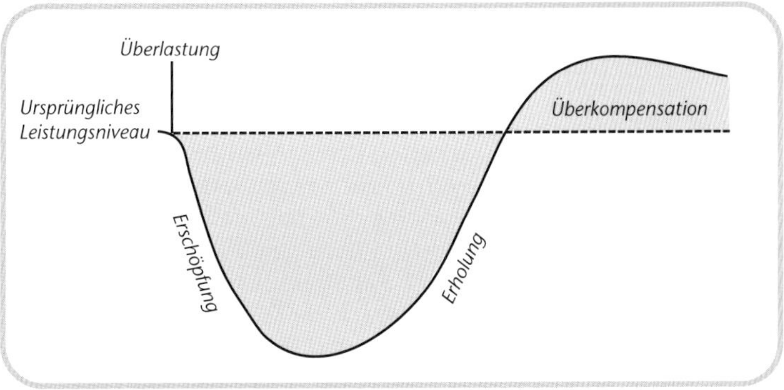

Abb. 5.2 Überkompensation

Progressiv trainieren

Als Folge der Reaktion Ihres Körpers auf die Anforderungen, die das Training an ihn stellt, steigt Ihre Leistung. Strecken, auf denen Sie sich vor drei Monaten noch bis zum Limit verausgaben mussten, fallen Ihnen jetzt so leicht, dass sie als Trainingsstimulans nicht mehr geeignet sind. Sie müssen daher progressiv trainieren, d.h. die Trainingsanforderungen kontinuierlich steigern. Anderenfalls nimmt Ihre Leistung nicht weiter zu, sondern wird auf einem bestimmten Wert eingefroren bzw. sinkt sogar wieder leicht (s. S. 63-64). Vor jeder Erhöhung der Leistungserwartungen muss eine angemessene Erholungs- bzw. Ruhephase liegen. Wirkungsvolle Progression Ihres Trainings wird in Kapitel 6 erläutert.

Spezifisch trainieren

Die beim Radfahren aktiven Muskeln reagieren hochspezifisch auf die ihnen gestellten Anforderungen. Dies gilt auch für andere Gewebe (Bänder, Sehnen) bzw. physiologische Systeme. Lautet Ihr Trainingsziel, Sie zu einem perfekten Sprinter werden zu lassen, müssen Sie Sprinten trainieren. Wollen Sie dagegen möglichst lange Distanzen zurücklegen können, hat der Schwerpunkt Ihrer Trainingsfahrten auf einer Steigerung Ihrer aeroben Leistung zu liegen. Das heißt, Sie müssen spezifisch trainieren.

Versucht jemand, gleichzeitig auf mehreren Gebieten Fortschritte zu erzielen, gibt es häufig Probleme. Das spezifische Training zur Leistungssteigerung der für den einen Bereich zuständigen Muskeln und Systeme blockiert meist adäquate Fortschritte in einem zweiten Bereich. Aerobes Ausdauertraining limitiert zum Beispiel ernsthaft die potentielle Zunahme an Muskelkraft. Auch Weltklasse-Bahnsprinter, die in der Beschleunigung nicht zu schlagen sind, haben geringere Ausdauer als ein durchschnittlicher Straßenrennfahrer.

Erholungsphasen

Training ist ein wiederkehrender Zyklus von Abbau und Aufbau. Die Anpassung, die wir mittels dieses Prozesses stimulieren, erfordert biologisches Wachstum neuen Materials. Dies erfordert Zeit. Pro Sekunde sterben zwei bis drei Millionen rote Blutkörperchen in unserem System. Ersatz findet ständig in gleicher Größenordnung statt. Muskelzellen dagegen sind wesentlich langlebiger. Sie reparieren sich kontinuierlich selbst. Beim Training nehmen bestimmte Zellen spezifischen Schaden. Gleichzeitig werden Vorräte an Nährstoffen, Wasser und Mineralien, von denen die Muskeln abhängig sind, verbraucht. Wenn Sie nach der Trainingsfahrt vom Rad steigen, hat Ihre Leistungsfähigkeit also keineswegs zugenommen. Sie ist in diesem Moment, abhängig von der Intensität des Trainings, vielmehr mehr oder weniger deutlich reduziert. Der Leistungszuwachs erfolgt erst in der anschließenden Erholungsphase, nicht beim Training selbst.

Während der Erholung repariert der Körper mikroskopisch kleine Muskelschäden, baut die Vorräte wieder auf und passt sich den Belastungen von Training bzw. Rennen an, so dass er anschließend leistungsfähiger ist als zuvor. Neueste Studien an Ausdauersportlern haben ausgewiesen, dass noch bis zu zwei Wochen nach Trainingsende ein deutlicher Leistungszuwachs stattfindet. Dauertraining ohne Erholungsphasen führt dagegen zum Ausbrennen, anstatt die Leistung zu steigern. Man bezeichnet dies als übertrainiert.

Wer rastet, der rostet

Bei ausreichender Forderung des Körpers und seiner Systeme findet eine Anpassung an die Belastung statt. Umgekehrt passt sich der Körper bei dauerhaftem Wegfall der Belastung an ein reduziertes Anforderungsniveau an. Anders ausgedrückt: wie gewonnen, so zerronnen, sobald Sie das Training einstellen. Perfiderweise läuft der Leistungsabbau viel schneller ab als der Zuwachs. Zum Halten des Levels reichen bei unveränderter Intensität aber zum Glück ungefähr ein Drittel desjenigen Trainingsvolumens aus, das zum Aufbau erforderlich war. Es besteht daher kein Grund zur Panik, wenn Sie vorübergehend aus beruflichen oder sonstigen Gründen weniger Zeit zum Trainieren haben als gewohnt.

Zusammenfassung

Wirkungsweise und Prinzipien effektiven Trainings kann man in wenigen Worten wie folgt zusammenfassen:

- Die Belastungsphase resultiert in Erschöpfung. Belastung erfolgt spezifisch. Das Überforderungsprinzip bezieht sich auf Trainingsintensität, -dauer und -häufigkeit.
- Während der Erholungsphase passt sich der Körper an die Belastung an, um mit dieser künftig besser fertig werden zu können. Hierbei gelten die Prinzipien der Überkompensation sowie der Notwendigkeit von Ruhepausen. Dauerhafte Inaktivität dagegen führt schließlich zu Leistungsverlust.

Die nächste Trainingseinheit fällt jeweils in die überkompensierende Phase der vorherigen. Werden die Anforderungen nicht entsprechend ständig mit angehoben, reicht die Belastung als Anreiz für den Körper zur weiteren Leistungssteigerung nicht mehr aus. Schlimmstenfalls müssen Sie sogar einen permanenten, leichten Rückgang Ihrer Leistungsfähigkeit feststellen, bis Sie wieder am Nullpunkt sind.

Die verschiedenen Trainingsmethoden

Die erwähnten Trainingsprinzipien lassen sich auf unterschiedliche Weise umsetzen. Optimales aerobes Training, der wichtigste Bestandteil für fast jede Form des Radsports, lässt sich nur durch Kombination der folgenden Trainingsvarianten erzielen: Dauertraining, Intervalltraining und Fartlek-Training.

Ausdauertraining

Ausdauertraining bezeichnet eine aerobe Aktivität bei 60-80% des Pulsbereiches (Grad 9-13 der empfundenen Anstrengung) über einen Zeitraum von mindestens 20 Minuten (s. S. 67-68). Dies ist der Grundstock jedes Ausdauertrainings. Dem Anfänger ermöglicht es den Einstieg in ein Trainingsprogramm, dem Fortgeschrittenen eine Steigerung seines Durchhaltevermögens und dem Gewichtsbewussten eine optimierte Fettverbrennung zum Abnehmen. Ferner bietet sich innerhalb eines Wochenprogramms diese Form des Trainings als aktiver Ruhetag an. Sowohl ein Anfänger, der eine Dreiviertelstunde lang mit mäßiger Geschwindigkeit fährt, wie auch der Profi, der »mal eben« 150 km herunterspult, trainieren in gleicher Weise, nämlich auf dauerhaft konstantem Niveau deutlich unterhalb der maximalen Leistungsfähigkeit.

Auf noch niedrigerem Niveau – bei circa 50% des Pulsbereiches – bewirkt Dauertraining einen optimierten Fettumsatz des Körpers. Dies ist daher der Bereich, der sich für Radmarathonfahrer oder Langstreckentouristen empfiehlt. Wer jedoch nur schnell Fett los werden möchte, sollte einen etwas höheren Bereich anpeilen, schlicht weil bei vermehrter Anstrengung auch mehr Kalorien verbrannt werden. In letzter Instanz ist aber der einzige Schlüssel zur dauerhaften Gewichtskontrolle nicht der Kalorienverbrauch als solcher, sondern das Gleichgewicht zwischen verbrauchter und zugeführter Energie (s. Kapitel 8 – Ernährung).

Intervalltraining

Bei dieser Methode wechseln sich Perioden intensiver Anstrengung mit ruhigeren Phasen ab. Damit wird es möglich, länger auf einem hohen Intensitätsniveau zu trainieren. Ein Beispiel: Nehmen wir an, Sie schaffen 30 km in einer Stunde. Um schneller zu werden, könnten Sie sechs mal je 10 Minuten lang mit 35 km/h fahren und sich zwischendurch jeweils etwas erholen. Insgesamt hätten Sie dann 35 km auf dem von Ihnen angestrebten Belastungsniveau zurückgelegt, und zusätzlich noch eine gewisse Strecke auf niedrigerem Niveau. Die Trainingsstimulans des Körpers findet aber auf den 35 schnellen Kilometern statt. Graduell können Sie die ruhigeren Phasen verkürzen, bis Sie schließlich in der Lage sind, die 35 km am Stück mit vollem Tempo durchzufahren. Man hat empirisch ermittelt, dass ein Läufer volles Tempo nur über ungefähr 1.3 km durchhalten kann, bevor sich Erschöpfung einstellt. Mit der Intervallmethode lässt sich die Volllaststrecke aber auf kumulative sechs Kilometer steigern.

Intervalltraining besteht aus Durchgängen und Wiederholungen. Damit kann man eine Trainingseinheit als Beispiel wie folgt darstellen:

3 Durchgänge á 5 Wiederholungen von je 1 Minute bei 90% Pulsbereich, 90 Sekunden Erholung zwischen den Wiederholungen, 4 Minuten zwischen den Durchgängen.

Der Fahrer würde also fünfmal je eine Minute lang mit 90% seines Pulsbereiches fahren und zwischendurch jedes Mal eine Erholungsphase von 90 Sekunden einschieben. Nach der fünften intensiv gefahrenen Minute legt er eine Erholungsphase von vier Minuten ein und wiederholt dann dieses Programm noch zweimal.

Häufig hört man, Intervalltraining sei nur etwas für fortgeschrittene Athleten. Auch der Anfänger kann jedoch, wenn er nach einer anfänglichen Periode von vier bis acht Wochen Dauertraining einfaches Intervalltraining in seinen Trainingsplan mit aufnimmt, seine Leistung er-

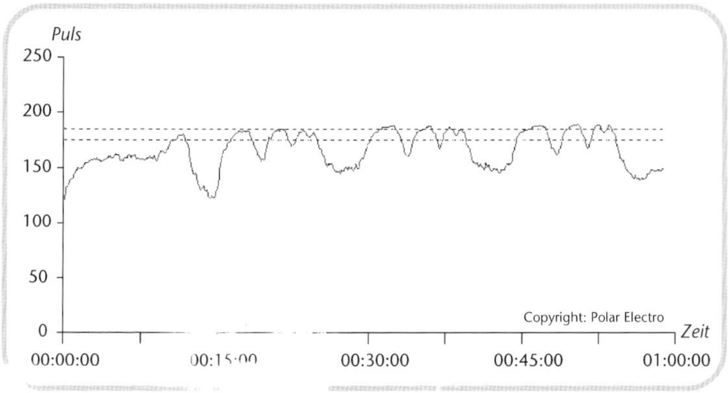

Abb. 5.3 Pulskurve bei [illegible]alltraining

heblich steigern. Die Intervalleinheiten in Kapitel 6 (s. S. 85) sind auch für Einsteiger geeignet. Denken Sie immer daran, dass Intervalltraining sehr anstrengend ist. Wer es hiermit übertreibt, verliert leicht den Spaß an der Sache. Mehr als zwei Intervalltrainingseinheiten pro Woche sollten Sie sich daher keinesfalls gönnen und hiermit ruhig auch mal eine Woche zwischendurch ganz aussetzen. Auch sollte Intervalltraining nicht an aufeinanderfolgenden Tagen angesetzt werden. Abb. 5.3 gibt die Pulskurve bei Intervalltraining wieder, die die Anstrengungs- und Erholungsphasen jeweils nachzeichnet.

Es gibt einige Grundregeln, die man beim Intervalltraining beachten sollte. Viele denken, dass sie während der Intensitätsphasen so rasant wie möglich fahren und dann anhalten sollen. Beides ist falsch. Bei Höchstgeschwindigkeit verausgabt man sich sehr schnell und schafft nur wenige Durchgänge. Fahren Sie daher immer nur so, dass Sie mindestens fünf Wiederholungen durchhalten. Neun Wiederholungen etwas unterhalb Ihrer Maximalleistung haben einen wesentlich höheren Trainingswert als drei Volllastdurchgänge. Halten Sie für die Erholungsphasen keinesfalls an, sondern fahren Sie langsam in einem niedrigen Gang weiter. Der Erholungseffekt für Ihren Körper ist dann wesentlich höher, auch wenn Ihr Geist vielleicht anderer Meinung ist.

Hören Sie rechtzeitig auf, wenn es keinen Sinn mehr hat – z.B. Ihre Beine sich in Gummi verwandelt haben und Sie dauernd aus dem Sattel müssen, um überhaupt noch etwas zu reißen. Ein Fortsetzen des Trainings hätte unter diesen Umständen keinerlei Wert, außer Ihnen den Spaß zu verderben.

Fartlek-Training

Der Begriff kommt aus dem Schwedischen und heißt in Übersetzung Geschwindigkeitsspiel. Es handelt sich um eine Kombination von Dauer- und Intervalltraining. Der Fahrer entscheidet spontan, wann er wie viele Sprints einlegen möchte. Dies lockert lange, öde Trainingsfahrten auf. Die Dauer der Sprints sollte sich an der eines normalen Intervalls orientieren. Da ein derartiges Fahrmuster hochspezifisch einem typischen Rennverlauf entspricht und diesen trainiert, ist solches Training für rennambitionierte Fortgeschrittene Pflicht, während es dem lediglich gesundheitsinteressierten Trimmfahrer weniger bringt.

Planung Ihres Trainingsprogramms

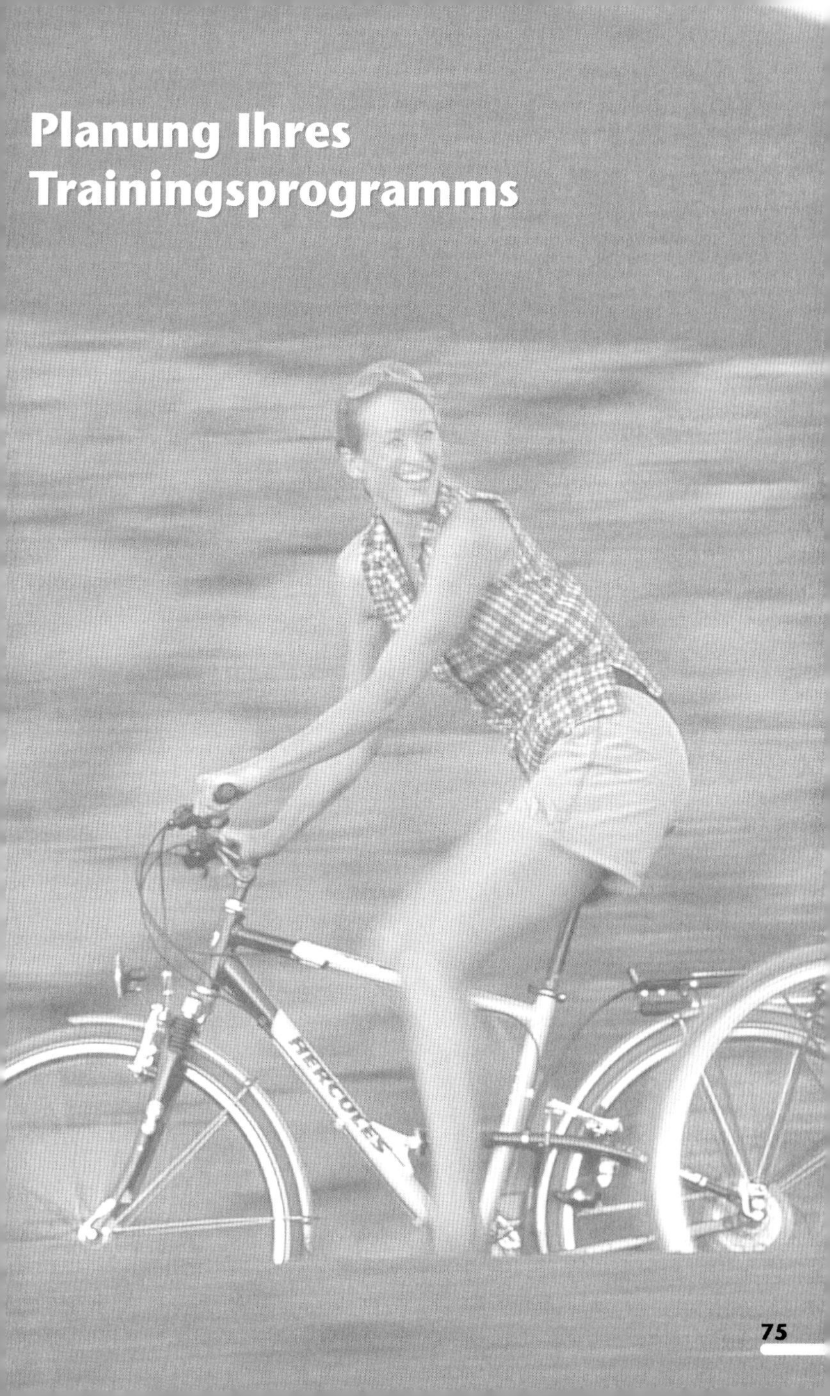

Planung Ihres Trainingsprogramms

Zielsetzung

Um ein Trainingsprogramm sinnvoll zusammenstellen zu können, müssen Sie definieren, was Sie damit erreichen möchten. Ohne Ziel ist es schwierig, einen Weg dorthin zu finden. Daher lautet die erste und wichtigste Aufgabe, dass Sie ein oder mehrere Ergebnisse festlegen, die Sie mit Ihrem Training anstreben.

Überlegen Sie sich also, wo Sie nach Ablauf einer bestimmten Zeit des Trainings stehen wollen. Dann wissen Sie, worauf Sie sich konzentrieren müssen, und wo besonderer Steigerungsbedarf besteht. Ziele geben dem Programm einen Sinn und Ihnen Motivation. Je klarer und genauer umrissen der Sollzustand ist, desto präziser können Sie Ihre schrittweise Annäherung an ihn verfolgen, so dass sich der scheinbar lange Weg dorthin in kleine Schritte zerlegt. Hierdurch gewinnt Ihr Training Perspektive. Sie erfahren fortwährend Ermutigung durch Ihre kleinen, stetigen Erfolge, so dass Ihr Selbstvertrauen wächst und Ihnen vor dem noch zurückzulegenden Weg nicht mehr bang ist.

Es lässt sich wissenschaftlich nachweisen, dass Personen mit sinnvoll gesetzten Zielen

- weniger unter Stress und Angstzuständen leiden
- ein höheres Selbstbewusstsein haben
- mehr Leistung erbringen
- selbst mit ihren Leistungen zufriedener sind.

Vorausgesetzt, dass Sie die nötige Selbstdisziplin aufbringen, um bei der Stange zu bleiben, ist es relativ einfach, Ziele zu definieren. Zunächst müssen Sie festlegen, wie stark Sie sich engagieren wollen bzw. können. Jemand, der mit Radfahren seine Fitness in Schuss halten oder bringen möchte, definiert sich andere Ziele als derjenige, der in seinem Leben auf jeden Fall einmal große radsportliche Erfolge verzeichnen will. Sobald Sie dies geklärt haben, schreiben Sie sich eine Liste spezifischer Ziele auf. Hierbei können die folgenden Anregungen nützlich sein.

Anregungen zum Setzen geeigneter Ziele

- *Formulieren Sie positiv. Sie wollen etwas erreichen, anstatt Negatives zu vermeiden.*
- *Formulieren Sie präzise. Schreiben Sie auf, wann Sie genau was erreicht haben wollen. Nur wenn der Sollzustand eine messbare Größe ist, wissen Sie immer, was Sie schon geschafft haben oder ob Sie bereits am Ziel sind.*
- *'Größere Fitness' ist zu vage und genügt daher als Ziel nicht. Schreiben Sie stattdessen, dass Sie nach drei Monaten problemlos eine Stunde am Stück durchfahren können möchten.*
- *Wenn Sie mehrere Ziele haben, setzen Sie eine Reihenfolge fest, in der Sie diese erreichen möchten. Sonst verzetteln Sie sich oder fühlen sich von der Größe der Aufgabe eingeschüchtert.*
- *Nahziele (zum Beispiel mit Hinblick auf eine bestimmte Trainingseinheit) müssen überschaubar und erreichbar sein. Ein zu hoch angesetztes Ziel kann demotivieren, da man ihm scheinbar nicht näher kommt.*
- *Sie müssen die Umstände, die das Erreichen oder Nichterreichen eines Zieles beeinflussen können, so weit wie möglich selbst unter Kontrolle haben. Nichts ist ärgerlicher, als wenn man ein persönliches Ziel durch Einfluss von außen nicht erreicht, z.B. weil das Wetter zu mies oder die anderen Fahrer zu gut waren, Sie verletzt oder die Kampfrichter mit Blindheit geschlagen waren oder Sie einfach Pech hatten. Ziele, die auf Rennergebnissen beruhen, sind besonders störanfällig. Lassen Sie daher Ihre Ziele lieber auf Umständen basieren, die Sie selbst in der Hand haben.*
- *Ziele müssen spezifisch und quantifizierbar sein. Nur dann können Sie das Erreichen des Ziels zweifels- und interpretationsfrei feststellen. Wenn Sie einen Zielwert konsistent verfehlen, können Sie die Gründe hierfür analysieren und durch geeignete Maßnahmen Abhilfe schaffen, oder aber das Ziel (zunächst) neu und erreichbarer definieren, d.h. den Sollwert realistisch anpassen.*

Realistische Zielsetzung

Ziele sollten sich etwas, aber nicht dramatisch oberhalb des Niveaus bewegen, das Sie aktuell erreichen können. Niemand würde sich ernsthaft bemühen, ein eindeutig unerreichbares Ziel zu erreichen. Berücksichtigen Sie Ihre Lebensumstände – Familie, Arbeit, Ihr aktuelles Befinden, Daten von Radsportveranstaltungen usw. Sobald Sie Ihre Ziele definiert haben, machen Sie sich an die Arbeit, diese zu erreichen.

Am Ziel

Und was passiert nun, wenn Sie ein Ziel erreicht haben? Zunächst einmal: Seien Sie stolz, freuen Sie sich über Ihre Leistung, feiern Sie. Dadurch motivieren Sie sich gleichzeitig mit Hinblick auf das Setzen neuer Ziele. Wenn das Ziel signifikant war und Sie eine ganze Weile an seiner Erreichung gearbeitet haben, könnten Sie sich auch selbst mit etwas belohnen. Zum Beispiel: Sobald ich fünf Kilo abgestrampelt habe, gönne ich mir endlich den Satz höherwertiger Laufräder, mit dem ich schon lange liebäugele.

Beim Stecken weiterer Ziele berücksichtigen Sie die bereits erreichten. Fiel Ihnen das letzte leicht, legen Sie die Meßlatte für das nächste ein bisschen höher. Haben Sie dagegen schier unendlich gebraucht, um das letzte Ziel zu knacken, machen Sie sich das Leben beim nächsten etwas einfacher. Eventuell haben Sie beim Erreichen des letzten Zieles Erkenntnisse gewonnen, die Ihre weiteren, bereits geplanten Etappen in einem anderen Licht erscheinen lassen. Zögern Sie dann nicht, die weitere Planung entsprechend anzupassen. Deckte der Weg zum letzten Ziel irgendwelche besonderen Schwächen auf, konzentrieren Sie sich zunächst auf deren Beseitigung. Ziele sind kein Selbstzweck. So wie auch Sie sich ändern können, müssen auch Ihre Ziele nicht statisch sein. Machen Sie sich nicht zu ihrem Sklaven. Wenn sie Ihnen nichts mehr bedeuten, streichen Sie sie und finden Sie neue. Passen Sie Ihre Ziele etwaigen Änderungen Ihrer Fitness, Ihrer Fähigkeiten oder Ihrer Interessen an.

Trainingsplanung

Aufwärmen und Ausrollen

Zu jeder Trainingsplanung gehört zwingend, zwei überaus wichtige Elemente mit einzubauen: gründliches Aufwärmen vor sowie ein Ausrollen nach wirklich jeder einzelnen Trainingseinheit. Beides ist zur Vorbereitung und zum Leistungsaufbau essentiell. Wir betrachten hier die allgemeinen Prinzipien. Im folgenden Kapitel werden Dehnübungen und Massage im Detail behandelt.

Aufwärmen

Ein Aufwärmen beim Training ist aus mehreren Gründen unverzichtbar:

- Es schmiert die Gelenke, indem es die Produktion von Flüssigkeit stimuliert, die ein Reiben von Knochen auf Knochen verhindert, die sog. Synovia oder Gelenkschmiere.

- Geschmierte Gelenke bewegen sich leichter und sind auf die Belastungen intensiven Trainings vorbereitet.
- Der Puls steigt; das Blut zirkuliert schneller und nimmt mehr Sauerstoff auf.
- Training ohne Aufwärmen birgt ein erhöhtes Verletzungsrisiko.
- Während des Aufwärmens stellen Sie sich auf das Training auch mental ein.

Ein perfektes Aufwärmen würde aus 10 bis 12 Minuten leichtem bis moderatem Radeln bestehen, gefolgt von Dehnübungen des unteren Rückens, der Beine, des Halses und der Schultern – siehe Kapitel 7. Weitere fünf Minuten Radfahren, während derer der Puls graduell auf das für die anstehende Trainingseinheit vorgesehene Niveau hochgefahren wird, beenden das Aufwärmen. Auch warmes Wetter ist keine legitime Ausrede, das Aufwärmen entfallen zu lassen, denn die Kerntemperatur der Muskeln kann nur durch deren eigene Aktivität erhöht werden. Bei Hitze gilt: Erst wenn Sie leicht schwitzen und sich Ihr Atem beschleunigt hat, können Sie voll loslegen.

Vor intensivem Intervalltraining sollten Sie beim Aufwärmen Ihren Puls stufenweise auf ungefähr das erwartete Maximumniveau bringen. Fahren Sie hierzu zum Beispiel zunächst 10 bis 15 Minuten mit 65% des Pulsbereiches, und legen Sie dann einige zehnsekündige Intervalle mit Maximalleistung ein, gefolgt jeweils von 50 Sekunden Erholung. Nach fünf oder sechs solcher Sprints sollten Sie gut auf Ihre eigentliche Aufgabe vorbereitet sein.

Ausrollen

Das Ausrollen ist der Anfang der Erholung von der soeben beendeten Belastung. Ohne Ausrollen werden Sie nach einem anspruchsvollen Training fast garantiert am nächsten Tag oder noch länger unter heftigem Muskelkater leiden. Während des Trainings werden die mit höherer als der normalen Temperatur arbeitenden Muskeln verstärkt durch das Herz mit Blut versorgt. Der Rückfluss des mit Kohlendioxid und anderen Abbauprodukten angereicherten Blutes wird jedoch nicht durch das Herz, sondern in erster Linie durch Muskelkontraktion bewirkt, die das Blut durch die Venenklappen zurück zum Herzen drückt. Abruptes Beenden der körperlichen Aktivität reduziert also den Rückfluss, bevor die Muskeln wieder freigespült sind. Dadurch kann sich deren Regeneration und Reparatur verzögern.

Nachdem Sie sich durch langsames Fahren abgekühlt haben, sollten Sie insbesondere die an Ihrem Training primär beteiligten Muskeln dehnen. Jedes Dehnen wird zwischen 8 und 15 Sekunden gehalten – oder noch länger, wenn der Muskel besonders steif ist oder schmerzt. Übertreiben Sie aber die Dehnung nicht – gehen Sie nur bis zu dem Punkt, an dem Sie leichte Spannung in dem betroffenen Muskel fühlen. Dehnen sollte keinen Schmerz verursachen. Dehnungsübungen speziell für Radfahrer behandeln wir detailliert in Kapitel 7.

Erstellen eines Trainingsplanes

Mit einem Trainingsplan lenken Sie Ihr Radfahren in geordnete Bahnen. Dank eines sinnvoll aufgestellten Plans wissen Sie, wo Sie stehen und wie es weiter geht. Gute Planung motiviert Sie, weil Sie Ihren Fortschritt von Tag zu Tag beobachten und sich auf bestimmte Fahrten im voraus freuen können. Mit der Zeit wächst Ihr Plan über seine reine Funktion als Organisationshilfe hinaus – er wird gleichzeitig zu einer Herausforderung und einer Quelle Ihrer Selbstbestätigung.

Die Kunst besteht nur darin, einen guten Trainingsplan aufzustellen. Ist dieser zu anspruchsvoll, sind Sie schnell frustriert. Fordert er Sie andererseits nicht genug, langweilen Sie sich. Verbeißen Sie sich nicht in spezifische Elemente Ihres Planes – geben Sie ihnen Zeit zu reifen. Es ist kein Beinbruch, wenn Sie eine geplante Fahrt aufschieben müssen, weil Ihnen etwas dazwischenkommt. Ihr Plan muss spezifisch genug sein, um Sie bei der Stange zu halten, aber soll Ihnen keine komplizierten, minutengenauen Vorschriften machen. Sie müssen auch noch Zeit für andere Dinge übrig behalten, sonst verlieren Sie schnell die Lust. Im Zweifelsfall halten Sie den Plan simpel und beschränken sich auf Grundelemente. Bei der Planerstellung helfen Ihnen die nachfolgenden Hinweise.

Wie fit sind Sie?

Auf Seite 82-83 finden Sie Tipps, wie Sie Ihre derzeitige Fitness feststellen können. Darauf stellen Sie dann Ihr Trainingsprogramm passend ab. (Siehe auch Seite 85-91, Beispiele für Trainingsprogramme.)

Welchen Fitnesszustand streben Sie an?

Wir haben schon festgestellt, dass die Zielsetzung sehr wichtig ist, um ein sinnvolles Trainingsprogramm aufzustellen und durchzuhalten.

Wie sieht es mit Ihren Trainingsmöglichkeiten aus?

Wie oft können Sie wöchentlich trainieren? (Siehe auch unten, 'Planen des Plans') Seien Sie ehrlich. Berücksichtigen Sie die Zeit zur Vorbereitung, zum Umziehen, zum Duschen. Wie viel Zeit lassen Ihnen Arbeit und Familie? Wann steht Ihnen das Sportstudio oder die Bahn überhaupt zur Verfügung? Wann am Tage wollen oder können Sie trainieren? Am beliebtesten ist hier die Stunde vor dem Abendessen. Training zu dieser Zeit bedeutet eine willkommene Abwechslung von der Arbeit und die Möglichkeit, etwaige Wut auf den Chef/die Kollegen/die Kunden an den Pedalen abzubauen. Nicht schlecht geeignet ist auch die Zeit morgens vor der Arbeit. Befürworter des Morgentrainings machen geltend, dass sie dann frisch und hellwach am Arbeitsplatz erscheinen. Egal, wofür Sie sich entscheiden – stellen Sie sicher, dass Ihnen nicht dauernd etwas dazwischen kommen wird, das Ihren Plan durcheinander bringt. Vor dem Nachmittagstraining sollten Sie zwei oder drei Stunden vorher eine Kleinigkeit essen, damit Sie genügend Energie getankt haben. Trainieren Sie aber frühestens zwei Stunden nach einer Mahlzeit. Anspruchsvolles Training und extrem feucht-heißes Wetter passen nicht zusammen. Hitze und Verdauung verlangen dem Kreislauf schon genug ab. Auf eine weitere Belastung kann Ihr Körper gut verzichten.

Was kann Ihnen dazwischenkommen?

Was könnte Sie daran hindern, Ihren Trainingsplan umzusetzen? Schlechtes Wetter, kein Material, keine Zeit, keine Unterstützung? Suchen Sie nach Lösungen. Mit etwas Kreativität lassen sich die meisten Hemmnisse beseitigen. Manchmal ist es nicht leicht, aber wo ein Wille ist, ist auch ein Weg. (Siehe auch Seite 92-93, Problembeseitigung.)

Planen des Plans – allgemeine Überlegungen

Für den Anfänger reicht, dreimal dreißig Minuten Trainingszeit pro Woche freizumachen, um seine Leistung zu steigern. Mehr ist immer gut – dreißig Minuten täglich wären hervorragend, eine volle Stunde jeden Tag überwältigend. Aber übertreiben Sie es nicht – dreimal eine halbe Stunde reicht für den Anfang.

Steigern Sie zunächst langsam die Länge Ihrer Trainingstouren, dann deren Intensität, dann beides. Anschließend erholen Sie sich erst einmal. Es bietet sich an, auf diesem Prinzip ein Vierwochenprogramm aufzubauen – drei Wochen Aufbautraining, eine Woche Erholung. Ein solches Einstiegsprogramm sähe tabellarisch so aus:

Tabelle 6.1 – Vierwöchiges Aufbautraining (Beispiel)

Woche	*Aufgabe*
1. Woche	*Steigern Sie die Streckenlänge über Ihr gewohntes Maß*
2. Woche	*Fahren Sie Ihre gewohnte Streckenlänge, aber schneller*
3. Woche	*Fahren Sie die Streckenlänge der ersten Woche mit der Geschwindigkeit der zweiten Woche*
4. Woche	*Fahren Sie die Hälfte der Strecke der dritten Woche mit der Geschwindigkeit der zweiten Woche*

Wie oft, wie lang und wie intensiv Sie trainieren, hängt von zwei Dingen ab: Was Sie erreichen wollen, und wie fit Sie derzeit sind. Suchen Sie aus den folgenden vier Leistungsstufen diejenige aus, die Ihrem Zustand am nächsten kommt. Stellen Sie sich dann anhand der jeweiligen Hinweise ein geeignetes Programm zusammen. (Anm.: Die angegebenen Fahrzeiten verstehen sich immer netto – ohne Aufwärmen und Auslaufen.)

Leistungsniveau 1

Sie treiben nie oder äußerst selten Ausdauersport.

Fangen Sie langsam an, mit drei Trainingseinheiten pro Woche von je 20 oder 30 Minuten. Wenn Ihnen das am Anfang noch zu lang ist, beginnen Sie mit weniger und steigern sich auf die 20 Minuten. 20 Minuten (netto) sind das Minimum, um für den Kreislauf einen Trainingseffekt zu erzielen. Wichtig ist, klein anzufangen und dann aufzubauen. Wer aus dem Stand gleich voll mit fünf oder sechs wöchentlichen Trainingseinheiten einsteigen will, brennt aus und zieht sich dabei wahrscheinlich noch die eine oder andere Verletzung zu (z.B. Muskelfaserriss). Beim Training auf der Rolle (bzw. dem Hometrainer) sind Langeweile und unzureichendes Sitzfleisch der größte Feind. Probieren Sie zunächst einmal aus, wie lange Sie durchhalten, bevor Sie die Nase voll haben. Setzen Sie für das Training dann 80 Prozent dieser Maximalzeit an. Das heißt, Sie hören auf, solange es noch Spaß macht, und nicht erst, wenn Sie schon keine Lust mehr haben.

Leistungsniveau 2
Sie können problemlos drei wöchentliche Trainingseinheiten von mindestens je 20 Minuten absolvieren.

Steigern Sie die Länge der Trainingseinheiten auf 30 Minuten. Aber langsam, in Zwei-Minuten-Schritten, nicht die vollen zehn Minuten auf einmal. Gehen Sie zu vier Trainingseinheiten pro Woche über.

Leistungsniveau 3
Sie können problemlos drei bis vier wöchentliche Trainingseinheiten von mindestens je 30 Minuten absolvieren.

Legen Sie jede Woche eine zusätzliche Trainingseinheit ein, so dass Sie vier- bzw. fünfmal pro Woche auf dem Rad sitzen. Steigern Sie zusätzlich entweder die Entfernung oder das Tempo, um Ihren Körper weiter zu fordern.

Leistungsniveau 4
Sie sind ein geübter Freizeitfahrer, der problemlos mehr als viermal wöchentlich mindestens eine Stunde Radfahren kann.

Die nächste Leistungsstufe, die Sie von hier aus erreichen können, hieße Rennsporttraining – auch wenn Sie nicht vorhaben, jemals ein Rennen zu fahren. Renntraining sprengt allerdings den Rahmen dieses Buches. Wettkampftraining bietet geeignetere Herausforderungen, Ihre Leistung nochmals merkbar zu steigern, als weiteres Fitnesstraining für Freizeitfahrer.

Vor jedem Training müssen Sie sich aufwärmen sowie hinterher ausrollen (siehe Seite 78-80). Dies ist eminent wichtig! Erliegen Sie nicht der Versuchung, darauf zu verzichten. Verteilen Sie Ihr Training möglichst gleichmäßig über die Woche. Sie sollten möglichst nicht an zwei aufeinanderfolgenden Tagen intensiv trainieren.

Welche Arten von Trainingseinheiten gibt es?

Mit dem Rad schnell und weit fahren zu können, hängt von drei Eigenschaften ab: Ausdauer, aerober Kondition und aerober Leistung. Gemeinsam sorgen sie dafür, dass Sie sich stundenlang im Sattel wohl fühlen. Jede dieser Eigenschaften lässt sich durch Training gezielt steigern, damit Ihre Leistung insgesamt zunimmt. Gewappnet mit diesem Wissen werden Sie die nachfolgenden Trainingspläne besser verstehen.

Wie schafft man Ausdauer?

Ausdauer ist schlicht die Fähigkeit, durchhalten zu können, ohne zu ermüden. Um Ausdauer zu gewinnen, müssen Sie einfach nur fahren, fahren, fahren – möglichst ruhig und gleichmäßig, d.h. auf der Straße und ohne größere Steigungen.

Sie werden nicht über Nacht zum ausdauernden Fahrer. Als absoluter Neueinsteiger müssen Sie hierfür mit insgesamt rund 100 Stunden im Sattel rechnen. Ausdauer ist jedoch ein wichtiger Grundstein, um Herz, Lungen und Muskeln für das eigentliche Training überhaupt erst fit zu machen.

Ausdauerfahrten spielen sich im unteren Intensitätsbereich ab. Fahren Sie so lange, wie es Ihnen möglich ist. Wenn Sie bei Null anfangen, sind 20-30 Minuten dreimal wöchentlich völlig ausreichend (siehe Tabelle 6.2, S. 87). Diese Fahrten zeichnen sich durch zwei angenehme Eigenschaften aus:

- Sie bauen Fitness spielend auf, ohne verbissen kämpfen zu müssen, wie es bei intensiverem Training vorkommt.
- Ihre Muskeln lernen, Fett zu verbrennen. Fett hat den höchsten Energiegehalt aller Muskeltreibstoffe, braucht hierfür aber auch den meisten Sauerstoff. Bei hoher Belastung können die Muskelzellen nicht genügend Sauerstoff umsetzen, um hauptsächlich mit Fett auszukommen. (Siehe auch Kapitel 8 – Muskel-Treibstoffe.)

Beim Ausdauerfahren kommt es auf konstante Kadenz an. Der Puls liegt unter 65 oder sogar 60 Prozent des Maximalbereiches (s. S. 67). Sie strengen sich also nicht an. Bauen Sie Ihre Ausdauer sorgfältig auf. Sie erzielen dann viel schneller Fortschritte, sobald Sie Ihr Training intensivieren, und sparen die investierte Zeit dort wieder ein.

Der Weg zur aeroben Kondition

Aerobe Kondition ist der zweite Schritt – sozusagen das Fleisch auf dem Skelett der Ausdauer. Hierzu ziehen Sie die Intensität des Trainings an. Kreislauf und Muskulatur lernen, effizienter zu arbeiten. Mit der Zeit vergrößert sich Ihr Herz, um den Muskeln mehr sauerstoffreiches Blut zuführen zu können. Ihre Muskeln setzen Sauerstoff und Brennstoffe mit einem höheren Wirkungsgrad um. Der Abtransport der Abfallstoffe, die bei der Arbeit der Muskeln anfallen, wird beschleunigt.

Um aerobe Kondition zu bekommen, müssen Sie Ihren Kreislauf fordern. Steigern Sie Ihren Puls bis auf 75-80 % des Maximalbereiches, entsprechend einer mäßigen bis intensiven Belastung (s. S. 87-90). Die einfachste Art, den Puls hochzutreiben: Gehen Sie die Berge an! (Zum Thema Bergfahren siehe Seite 57-60.) Hügeliges Gelände reicht auch, wenn Sie entsprechend schnell fahren. Hierbei können Sie die Abwechslung genießen. Immer, wenn Sie Ihren Puls für zehn Minuten am

Stück hochfahren, erzielen Sie einen Trainingseffekt. Sobald Sie ungefähr 40 Stunden aeroben Konditionstrainings angesammelt haben, können Sie die nächste Stufe – die aerobe Leistung – angehen.

Training der aeroben Leistung (VO₂max)

Aerobe Leistung besagt, wie viel Sauerstoff der Körper bei hoher Anstrengung maximal aufnehmen kann. Das Training soll also den Kreislauf dazu stimulieren, die Muskeln mit möglichst viel Sauerstoff zu versorgen. In der Ebene sorgt derartiges Training für höhere Geschwindigkeit. Bei steigungsreicherem Gelände verbessern Sie hiermit Ihre Fähigkeiten, Berge zu bezwingen.

Eine der effektivsten Methoden, wie Sie Ihre aerobe Leistung nach oben bringen können, ist das Intervalltraining. Der Grund: Bei jedem Schlag Ihres Herzens stößt die linke untere Herzkammer eine bestimmte Menge sauerstoffreiches Blut aus, um die Muskeln zu versorgen. Es gilt, das Volumen pro Schlag zu steigern. Unmittelbar nach einer kurzen, intensiven Anstrengung ist die Bereitschaft des Herzens am größten, sich der geforderten Belastung anzupassen. Kurze Leistungsausbrüche stimulieren die Anpassungsbereitschaft daher wieder und wieder. Eine Erholungsphase zwischen den Leistungsspitzen ermöglicht Ihnen, die hohe Belastung insgesamt länger durchzuhalten, als wenn Sie dies an einem Stück versuchten.

Auf der Grundlage Ihres Ausdauer- und Konditionstrainings sollten Sie jetzt in der Lage sein, 30 Sekunden lang sehr schnell zu fahren. Wärmen Sie sich eine Viertelstunde lang bei 65% des Pulsbereiches auf, und sprinten Sie dann eine halbe Minute lang. Strengen Sie sich wirklich an. Dann erholen Sie sich eine halbe Minute lang, bevor Sie wieder lossprinten. Nach fünf Sprints legen Sie eine längere Pause ein, zum Beispiel fünf Minuten gemächlichen Dahinrollens. Machen Sie zwei weitere derartige Durchgänge à fünf Sprints, und Sie haben Ihrem Herzen in nur 25 Minuten Fahrzeit fünfzehn positive Adaptionsimpulse verpasst!

Zwei solcher Trainingseinheiten pro Woche – und mehr sollten Sie sich nicht antun – sorgen dafür, dass Sie schneller und weiter fahren können als je zuvor. Sie haben damit die Schwelle zum Rennsportbereich erreicht.

Detailplanung

Beispiele für Trainingspläne

Bei der Planung müssen Sie zunächst entscheiden, wie Sie das Training aufteilen wollen. Jede der Tabellen 6.2 bis 6.5 bezieht sich auf eines der vier anfänglichen Leistungsniveaus (s. S. 82-83). Sehen Sie sich die zu Ihrer Leistungsgruppe gehörende Tabelle an. Sie gibt ein Beispiel für die sinnvolle Verteilung der einzelnen Trainingsinhalte.

Diese Trainingspläne sind keine strikten Vorschriften, sondern Anregungen. Achten Sie auf kontinuierliche Progression. Seien Sie flexibel und passen Sie den Plan nach Bedarf an – wenn die Aufgaben zu schwer sind oder zu leicht werden, Sie mehr Zeit zur Erholung benötigen, usw. usw. Zum Beispiel könnte ein Fahrer des vierten Leistungsniveaus das Programm der Stufe 1 als Erholungswoche fahren, während umgekehrt ein Stufe-Zwei-Fahrer sich versuchsweise einmal an das höchste Niveau heranwagt, um sich eine besondere Herausforderung zu stellen.

Trainingsroutine

Optimales Training erfordert eine sorgfältig ausgewogene Mischung aus Belastung und Erholung. Ihr Körper muss über die gesamte Dauer des Trainingszyklus leistungsfähig bleiben. Achten Sie bei Ihrer wöchentlichen Trainingsroutine darauf, dass Sie ausreichend Ruhepausen bekommen, gleichzeitig aber Fortschritte machen.

Ihre familiären, beruflichen und sozialen Verpflichtungen werden Ihr Trainingsprogramm stark beeinflussen. Die vorgeschlagenen Trainingsprogramme sind daher nur eine Planungshilfe. Passen Sie das Programm an Ihre persönlichen Umstände an, nicht umgekehrt.

Beispiel für ein Trainingsprogramm – Leistungsniveau 1

Dieses achtwöchige Programm beginnt mit drei leichten 20-Minuten-Fahrten pro Woche. Später kommen hügliges Gelände, längere Fahrstrecken und schließlich längere Fahrten in hügligem Gelände hinzu. Die wöchentliche Fahrzeit steigert sich von 60 auf 140 Minuten. Eine Ruhewoche ist nicht vorgesehen. Auf diesem Niveau kann die Anpassung an die Belastung des Trainings sehr schnell erfolgen. Nach einer anfänglichen Anpassungsphase reicht ein voller Ruhetag meist zur vollständigen Erholung aus. Die Belastung durch die zusätzliche wöchentliche Trainingseinheit ab der vierten Woche wird dadurch abgefedert, dass die Fahrten am Folgetag ins Flachland führen, mit Ausnahme der letzten.

Tabelle 6.2 Achtwöchiges Trainingsprogramm – Leistungsniveau 1

	Mo	*Di*	*Mi*	*Do*	*Fr*	*Sa*	*So*
1. Woche		20 Min., Ebene, locker		20 Min., Ebene, locker			20 Min., Ebene, locker
2. Woche		20 Min., Ebene, locker		30 Min., Ebene, locker			20 Min., Ebene, locker
3. Woche		30 Min., Ebene, locker		20 Min., Ebene, locker			30 Min., Ebene, locker
4. Woche		30 Min., Ebene, locker		20 Min., Hügel		20 Min., Ebene, locker	30 Min., Ebene, locker
5. Woche		20 Min., Hügel		30 Min., Ebene, locker		20 Min., Hügel	30 Min., Ebene, locker
6. Woche		30 Min., Ebene, locker		45 Min., Ebene, locker		20 Min., Hügel	45 Min., Ebene, locker
7. Woche		45 Min., Ebene, locker		20 Min., Hügel		30 Min., Ebene, locker	45 Min., Ebene, locker
8. Woche		30 Min., Ebene, locker		40 Min., Hügel		30 Min., Ebene, locker	40 Min., Hügel

Anm.: Wenn es bei Ihnen keine Hügel gibt, fahren Sie in der Ebene entsprechend schneller – aber nicht durchgehend, denn auch in den Hügeln würde es ja irgendwann auch wieder einmal bergab gehen.

Beispiel für ein Trainingsprogramm – Leistungsniveau 2

Fortschritt ist nicht immer davon abhängig, sich mehr und mehr anzustrengen. Die dritte, sechste und achte Woche sind bergfrei. Der Trainingseffekt ergibt sich hier schlicht aus der Fahrtzeit, die in der achten Woche volle drei Stunden beträgt. 20-Minuten-Fahrten gehören ab der vierten Woche der Vergangenheit an.

Tabelle 6.3 Achtwöchiges Trainingsprogramm – Leistungsniveau 2

	Mo	*Di*	*Mi*	*Do*	*Fr*	*Sa*	*So*
1. Woche		30 Min., Hügel		20 Min., Ebene, locker	30 Min., Hügel		45 Min., Ebene, locker
2. Woche		30 Min., Hügel	20 Min., Ebene, locker	30 Min., Hügel			45 Min., Ebene, locker
3. Woche		45 Min., Ebene, locker	20 Min., Ebene, locker	45 Min., Ebene, locker			45 Min., Ebene, locker
4. Woche		30 Min., Hügel	30 Min., Ebene, locker	30 Min., Hügel			60 Min., Ebene, locker
5. Woche		30 Min. Hügel	30 Min., Ebene, locker	30 Min., Hügel			60 Min., Ebene, locker
6. Woche		45 Min, Ebene, locker		45 Min., Ebene, locker			60 Min, Ebene, locker
7. Woche		45 Min., Ebene, locker	30 Min., Ebene, locker	45 Min, Ebene, locker		30 Min., Hügel	45 Min., Ebene, locker
8. Woche		30 Min., Ebene, locker	60 Min., Ebene, locker	30 Min., Ebene, locker			60 Min., Ebene, locker

Beispiel für ein Trainingsprogramm – Leistungsniveau 3

Das Programm teilt sich in zwei deutlich unterschiedliche Phasen auf. In Woche 1 bis 3 intensiviert sich das Training durch anspruchsvolleres Gelände, während in den Wochen 5 bis 7 der Fortschritt durch Verlängerung der Fahrtstrecke erzielt wird. Die Wochen 4 und 8 sind Erholungswochen.

Tabelle 6.4 Achtwöchiges Trainingsprogramm – Leistungsniveau 3

	Mo	*Di*	*Mi*	*Do*	*Fr*	*Sa*	*So*
1. Woche		*45 Min., Ebene, locker*	*30 Min., Hügel, sehr intensiv*	*45 Min., Ebene, locker*			*60 Min., Ebene, locker*
2. Woche		*45 Min., Ebene, locker*	*30 Min., Hügel, sehr intensiv*	*45 Min., Ebene, locker*			*60 Min., Ebene, locker*
3. Woche		*45 Min., Ebene, locker*	*30 Min., Hügel, sehr intensiv*	*45 Min., Ebene, locker*		*30 Min., Hügel, sehr intensiv*	*60 Min., Ebene, locker*
4. Woche		*45 Min., Ebene, locker*		*45 Min., Ebene, locker*			*60 Min., Ebene, locker*
5. Woche		*60 Min., Ebene, locker*	*45 Min., Hügel*	*45 Min., Ebene, locker*			*70 Min., Ebene, locker*
6. Woche		*60 Min., Ebene, locker*	*45 Min., Hügel*	*45 Min., Ebene, locker*	*30 Min., Hügel, sehr intensiv*		*80 Min., Ebene, locker*
7. Woche		*60 Min., Ebene, locker*	*30 Min., Hügel*	*45 Min., Ebene, locker*	*30 Min., Hügel, sehr intensiv*		*80 Min., Ebene, locker*
8. Woche		*45 Min., Ebene, locker*		*45 Min., Ebene, locker*			*45 Min., Ebene, locker*

Beispiel für ein Trainingsprogramm – Leistungsniveau 4

Dieses Programm richtet sich an den erfahreneren Radler. Nur der Freitag ist gänzlich trainingsfrei, das Programm des Montags aber auch sehr anspruchslos. Die Wochen Vier und Acht dienen der Regeneration, erfordern aber immer noch zweieinhalb Wochenstunden im Sattel. Mit zunehmender Fitness kann sich ein Fahrer auch bei Ausdauerfahrten noch erholen.

Tabelle 6.5 Achtwöchiges Trainingsprogramm – Leistungsniveau 4

	Mo	*Di*	*Mi*	*Do*	*Fr*	*Sa*	*So*
1. Woche	*30 Min., Ebene, locker*	*45 Min., Hügel*	*60 Min., locker*	*30 Min., sehr intensiv (oder Intervalltraining)*		*45 Min., locker*	*60 Min., locker*
2. Woche	*30 Min., Ebene, locker*	*45 Min., Hügel*	*60 Min., locker*	*30 Min., sehr intensiv (oder Intervalltraining)*		*45 Min., locker*	*60 Min., locker*
3. Woche	*30 Min., Ebene, locker*	*45 Min., Hügel*	*60 Min., locker*	*45 Min., sehr intensiv (oder Intervalltraining)*		*45 Min., locker*	*60 Min., locker*
4. Woche	*30 Min., Ebene, locker*	*45 Min., locker*	*45 Min., Hügel*	*45 Min., locker*		*45 Min., locker*	*60 Min., Hügel*
5. Woche	*30 Min., Ebene, locker*	*45 Min., Hügel, sehr intensiv*	*60 Min., Hügel*	*45 Min., Hügel, sehr intensiv*		*60 Min., locker*	*90 Min., locker*
6. Woche	*30 Min., Ebene, locker*	*45 Min., Hügel, sehr intensiv*	*80 Min., locker*	*45 Min., Hügel, intensiv*		*60 Min., locker*	*90 Min., locker*
7. Woche	*30 Min., Ebene, locker*	*45 Min., Hügel, sehr intensiv*	*90 Min., locker*	*45 Min., Hügel, intensiv*		*60 Min., locker*	*100 Min., locker*
8. Woche		*45 Min., locker*		*45 Min., locker*			*60 Min., locker*

Schichtarbeit

Wechselnde Arbeitszeiten wirken besonders ermüdend und störend für das Privatleben. Das folgende Beispiel zeigt, wie man ein Trainingsprogramm am besten an einen Arbeitsrhythmus von je drei Tag- und Nachtschichten sowie sechs freien Tagen anpasst. Das Training an freien Tagen bzw. solchen mit Tagschicht ist progressiv angelegt, damit die Regeneration mit der Nachtschicht zusammenfällt. Damit muss in diese ohnehin schon kritischeren Tage nur noch wenig oder keine Trainingszeit mit eingebaut werden.

Tabelle 6.6 Vorschlag für ein Trainingsprogramm bei Schichtarbeit

	Mo	*Di*	*Mi*	*Do*	*Fr*	*Sa*	*So*
1. Woche	Nacht, leicht	Nacht, leicht	Nacht, leicht	frei, leicht	frei, mittel	frei, schwer	frei, leicht
2. Woche	frei, mittel	frei, schwer	Tag, leicht	Tag, mittel	Tag, schwer	Nacht, leicht	Nacht, leicht
3. Woche	Nacht, leicht	frei, leicht	frei, mittel	frei, schwer	frei, leicht	frei, mittel	frei, schwer

Führen Sie ein Trainings-Tagebuch!

Halten Sie Ihr Training schriftlich fest – was Sie erreicht haben, was Sie noch schaffen wollen. Im Fahrtenbuch sollten Sie alles vermerken, das eine Auswirkung auf Ihre Leistung haben könnte – Ihr Essen, wie gut Sie geschlafen haben, das Wetter, die Tageszeit, Ruhe- und Trainingspuls, usw. Dann lässt sich meist schnell erkennen, warum es an einem bestimmten Tag besonders gut oder schlecht gelaufen ist. Eine Karteikarte (oder PC-Tabelle) nach unten stehendem Muster lässt sich schnell ausfüllen. Das meiste muss nur angekreuzt werden.

Trainingstagebuchblatt für den: (Datum)
Ruhepuls: *...... /Min.*
Schlaf *(gut, mittel, schlecht / viel, mittel, wenig)*
Essen *(viel, mittel, wenig / schwer, mittel, leicht)*
Allgemeines Befinden *(sehr gut, gut, mittel, schlecht, sehr schlecht)*
Gefahrene km: *......* ***Schnitt:*** *......* ***Zeit:*** *......*
Befinden beim Training: *(fiel sehr leicht, fiel leicht, ging so, fiel schwer, fiel sehr schwer)*
Wetter: *(Sonne, Wolken, Niederschlag, Temperatur: ...°C)*
Fahrtroute:
Trainingspuls: *...... /Min.*
Bemerkungen:
Intervalltraining: *ja nein*

Tabelle. 6.7 Beispiel eines Trainingstagebuchblattes

Problembeseitigung

Früher oder später stoßen Sie bei Ihrem Training auf Probleme. Meist sind Sie selbst noch nicht einmal der Verursacher. Zeitmangel ist ein klassisches Trainingsproblem, oder Schwierigkeiten, sich selbst weiter zu motivieren. Wie also lassen sich typische Probleme sinnvoll und pragmatisch lösen?

Zeitmangel

Die folgenden Tipps können Ihnen helfen, Ihr Trainingsprogramm mit Ihren sonstigen Verpflichtungen zeitlich in Einklang zu bringen.

- Teilen Sie Ihrem Ehepartner Ihre sportlichen Ziele mit. Besprechen Sie mit ihm oder ihr, welche positiven wie negativen Auswirkungen Ihr Sport auf Ihre Beziehung/Familie haben könnte.
- Organisieren Sie Ihren Tagesablauf straff durch, damit Sie alles voll im Griff haben und nichts liegen bleibt.

- Trainieren Sie nach Möglichkeit zu festen Zeiten. Manche stehen früher auf, um schon vor der Arbeit zu trainieren. Die Energie, die Sie aus Ihrem Sport gewinnen, kompensiert mindestens teilweise den Schlafverzicht. Wahrscheinlich werden Sie sowieso besser schlafen als vorher.
- Gibt es weniger wichtige Zeitfresser in Ihrem Leben, auf die Sie zumindest temporär im Interesse Ihrer Gesundheit verzichten könnten?
- Tragen Sie die Trainingszeiten in Ihren Tagesplaner ein und betrachten Sie sie als gleich wichtig wie die Besprechung oder den Zahnarzttermin.
- Betrachten Sie das Fahrrad nicht als reines Sportgerät, sondern setzen Sie es als Verkehrsmittel ein und trainieren Sie auf dem Weg zur Arbeit, zum Einkaufen, zu Freunden etc. Wenn Sie nicht verschwitzt ankommen wollen, fahren Sie auf dem Hinweg langsam oder nehmen Sie das Rad in öffentlichen Verkehrsmitteln mit. Fahren Sie bei zu kurzen Strecken auf dem Rückweg einen Umweg, bis die Zeit passt.
- Liegt die Arbeitsstelle zu weit weg, können Sie vielleicht während der Mittagspause trainieren. Sie sind dann noch leistungsfähiger als nach einem vollen Arbeitstag. Nehmen Sie das Rad im Auto oder öffentlichen Verkehrsmittel mit. Der Zwang der Zeitbegrenzung motiviert häufig zu intensiverer Anstrengung. Ein kurzes Zeitfahren, Intervalltraining, Sprints oder Bergtraining bieten maximalen Effekt in kürzester Zeit. Auch bei wenig Zeit dürfen Sie jedoch nie auf Aufwärmen und Ausrollen verzichten! Zum Mittagspausentraining brauchen Sie natürlich eine Umziehgelegenheit, einen sicheren Stellplatz für Ihr Rad und geeignete Straßen oder einen Park in der Nähe Ihrer Arbeitsstelle. Kompensieren Sie den Ausfall der (warmen) Mahlzeit durch gesunde Snacks, nur möglichst nicht in den zwei Stunden vor dem Training. Und überhaupt wollten Sie doch sowieso abnehmen, oder?

Das (scheinbare) Ende der Fahnenstange

Die meisten Radfahrer erreichen irgendwann ein bestimmtes Leistungsniveau, von dem aus es nicht mehr weiter geht, was auch immer sie probieren. Dieses Problem ist auf das Gesetz des steigenden Aufwandes zurückzuführen (vgl. Abb. 5.1, S. 64), das für so viele Dinge im Leben gilt. Ganz am Anfang des Trainingsprogramms nimmt Ihre Leistung leicht ab, während Ihr Körper die Umstellung auf die ungewohnte Belastung bewältigen muss. Dann geht es zunächst rasch aufwärts – das Training greift. Irgendwann ist diese Phase aber zu Ende. Auch höchste Anspannungen bewirken nur noch minimale Fortschritte, wenn überhaupt. Manchmal sackt die Leistung dadurch sogar nur wieder etwas ab.

Die Antwort lautet Veränderung. Stellen Sie um. Was Sie ändern müssen, hängt von Ihnen ab. Eine generelle Antwort gibt es nicht. Bei dem einen hilft dies, bei dem anderen etwas anderes. Betrachten Sie die folgenden Anregungen.

- Sie fordern Ihren Körper nicht ausreichend. Fahrgeschwindigkeiten und -distanzen, die am Anfang Ihres Trainings Muskeln und Kreislauf genügend stimulierten, reichen jetzt nicht mehr, um einen weiteren Fitnesszuwachs zu erzielen. Ihr Körper hat sich angepasst. Sie müssen die Messlatte daher höher hängen. Drei Monate lang die gleichen Strecken mit der gleichen Geschwindigkeit zu fahren ist kein Training, sondern schlicht Radfahren. Weiten Sie die Trainingszeiten etwas aus und probieren Sie, die Zeiten auf Ihren Standardstrecken zu verkürzen. Oder Sie bemühen sich, in der gleichen Zeit eine längere Distanz zu schaffen.
- Sie fahren nicht regelmäßig. Vielleicht trainieren Sie einige Wochen lang diszipliniert, machen dann aber zwei Monate Pause, bevor Sie sich wieder einen Monat lang voll reinhängen? Nach dem „Wer-rastet-der-rostet"-Prinzip baut Ihr Körper in den inaktiven Monaten das zuvor mühsam gewonnene Leistungspotential weitgehend ab; er passt sich negativ an. Sie beginnen wieder nahe Null. Streben Sie einen Vierwochenrhythmus an – drei Wochen diszipliniertes Training nach Plan, eine Woche lang nur das, wonach Ihnen gerade der Sinn steht. Dadurch bekommt Ihr Körper ausreichend Regenerationsmöglichkeit, ohne abzuschlaffen.
- Sie trainieren zu viel, d.h. Sie fahren zu häufig, zu schnell, zu weit. Ihr Körper bekommt keine Chance, sich anzupassen und zu regenerieren. Wenn Sie keinen Fortschritt bei Ihren Leistungen verzeichnen, dafür aber immer müde und gereizt sind sowie schlecht schlafen, liegt die Antwort nicht darin, mehr und härter zu trainieren. Machen Sie eine Woche Pause und fahren Sie dann Ihre üblichen Streckenlängen, aber etwas langsamer. Nach einigen Wochen sollten Sie Fortschritte sehen. Als Anfänger dürfen Sie nicht zu schnell zu lange Strecken angehen. Bauen Sie vielmehr Ihre Ausdauer graduell durch gemächliche Fahrten sorgfältig auf. (Siehe auch S. 83-85)
- Essen Sie das Falsche oder zu wenig? Training verbraucht Energie. Diese muss dem Körper wieder ausreichend zugeführt werden. Dies gilt auch für Vitamine und Spurenelemente. Wie wir in Kapitel 8 noch genauer sehen, deckt eine ausgewogene, kohlehydratreiche Kost aus Nudeln, Reis und Kartoffeln sowie Obst und Gemüse den Energiebedarf am besten. Bei Vitaminen und Spurenelementen ist die Antwort

nicht so leicht zu geben. Diese gehen Lebensmitteln bei deren Bearbeitung leicht verloren. Sofern sonstige medizinische Gründe nicht dagegen sprechen, ist es daher sinnvoll, zusätzlich Vitamin- und Mineralpräparate zu sich nehmen. Wichtig ist auch, unterwegs kontinuierlich zu essen und zu trinken, damit Sie länger durchhalten können. (Vgl. S. 138-140)

- Wie fahren Sie am liebsten? Bergauf, Zeitfahren, Sprints? Und womit verbringen Sie Ihre meist Trainingszeit? Die Antwort ist meist identisch. Auch dies kann die Erklärung für Leistungsstagnation sein. Es ist menschlich, hauptsächlich das zu tun, was wir gut können oder mögen, unsere Schwächen aber umgehen zu wollen. Nur wenn man jedoch seine Schwachpunkte ausmerzt, wird man insgesamt besser. Verbringen Sie daher 70 Prozent Ihrer Trainingszeit mit Aktivitäten, in denen Sie nicht so perfekt sind, und die übrigen 30 Prozent mit Ihren Stärken. Die 30 Prozent reichen aus, Ihre Stärken zu erhalten, und der größere Teil der Trainingszeit dient dazu, Ihre Defizite zu minimieren. Viele trainieren einseitig, weil ihnen dies früher gute Erfolge brachte. Wenn Sie Intervalltraining bevorzugten, bis sich die Kurve Ihres Leistungszuwachses abflachte, kehren Sie eine Zeit lang zu langen Ausdauerfahrten zurück, und umgekehrt. Bieten Sie Ihrem Körper etwas Neues, an das er sich anpassen muss.

Die bisher besprochenen Probleme waren physischer Natur. Genauso gut kann aber auch eine psychologische Barriere Ihren Fortschritt blockieren. Vielleicht glauben Sie nicht ernsthaft daran, jemals noch fitter werden zu können. Machen Sie die Probe aufs Exempel. Nehmen Sie sich zehn Wochen Zeit um herauszufinden, ob Sie noch zulegen können. Stellen Sie zunächst Ihren derzeitigen Leistungsgrad fest, z.B. durch 15 km Zeitfahren. Suchen Sie dann die möglichen Ursachen dafür, dass sich Ihre Leistung letztens nicht mehr erhöhte. Dann schwingen Sie sich auf Ihr Rad und kommen zur Sache. (Vergessen Sie aber nicht ausreichende Regenerationsphasen!) Nach den zweieinhalb Monaten fahren Sie die Teststrecke wieder ab und staunen, wie viel schneller Sie geworden sind. Beim Training ist es immer wichtig, Ziele vor Augen zu haben. Ziele müssen realistisch und erreichbar sein, auch wenn Sie sich dafür nach der Decke strecken müssen. Liegt Ihr Hauptziel in weiter Ferne, definieren Sie sich kleinere Zwischenziele, so dass Sie dem eigentlichen Ziel in Schritten näher kommen. Leistungsstagnation lässt sich durch Umstellung des Trainings auf neue Methoden und Herausforderungen durchbrechen.

Fitness-Gewinn ohne Trainingsplan

Einen solchen Abschnitt haben Sie in diesem Buch, das von einem Radsporttrainer geschrieben wurde, sicher nicht erwartet. Es gibt aber viele Radfahrer, die gerne ihre Leistung durch regelmäßiges Fahren steigern würden, aber nicht bereit sind, einen Trainingsplan aufzustellen und sich daran zu halten. Dies ist durchaus nachvollziehbar, riecht ein Plan doch immer nach Zwang, und ein angenehmes Hobby – wie z.B. das Radfahren – sollte möglichst wenig durch Zwang belastet werden. Zum Glück lässt sich Leistung durchaus auch ohne formelles Training steigern. Zumindest sieht das, was Sie tun, nicht nach Training aus. Sie fordern den Körper heraus und wenden die gültigen Trainingsprinzipien an, aber in einer unauffälligeren, variableren Form als jemand, der schon jetzt weiß, welche Strecke er am Sonntag in zwei Wochen fahren wird. Training ohne Plan bringt nicht das bestmögliche Ergebnis, beschert Ihnen aber trotzdem Leistungszuwachs, und Ihr Spaß bleibt Ihnen voll erhalten.

Nachfolgend finden Sie Hinweise zur Gestaltung eines Trainings im Verborgenen. Um Ihre Leistung zu steigern, werden Sie wahrscheinlich die Fahrten, die Sie ohnehin schon unternehmen, nur wenig modifizieren müssen.

Wie es auch ohne Trainingsplan geht

- *Umweg – Wenn Sie, wie die meisten, bestimmte Standardrouten fahren, hängen Sie an diese ein, zwei Umwege dran. Damit werden die Strecken länger, und Sie haben einen Steigerungseffekt.*
- *Rückwärts – Fahren Sie Ihre normalen Routen umgekehrt. Damit werden sie schwerer und herausfordernder, denn Sie haben sich Ihre Standardrichtung bestimmt nach vorherrschender Windrichtung oder geringerem Steigungswinkel ausgesucht. Somit erhöhen Sie die Intensität Ihrer Belastung.*
- *Hin und zurück – Fahren Sie los und kehren Sie nach einer vorher festgelegten Zeit einfach um, um auf demselben Weg nach Hause zu fahren. Versuchen Sie aber, für den Rückweg weniger Zeit zu benötigen als für den Hinweg. Ein Zeitlimit im Nacken motiviert im Regelfall ungemein.*
- *Zwischensprints – Sprinten Sie beim Passieren des nächsten Hauses (Verkehrsschildes, Baumes etc.) los, bis Sie eine Wegeinmündung erreichen. Oder Sie ein rotes Auto überholt. Oder Sie nicht mehr können. Dies ist natürlich nichts anderes als Intervalltraining, nur dass Sie nicht auf einen Sekundenzeiger starren.*

- *Doppler – Verdoppeln Sie die Länge Ihrer Standardstrecke, nur um zu sehen, dass Sie es können. Fahren Sie langsam. Nur durchhalten ist wichtig. Legen Sie sich einen Rundkurs um Ihren Ausgangsort, damit es im Notfall nie zu weit nach Hause ist.*
- *Zahn zulegen – Schalten Sie, sobald Sie ein rotes Auto überholt, einen Gang höher und probieren Sie, wie lange Sie eine vernünftige Trittfrequenz in diesem Gang halten können. Auch hiermit erreichen Sie den gewünschten Steigerungseffekt.*
- *Rauf und runter – Fahren Sie das eine Mal sämtliche Steigungen besonders energetisch hoch. Schonen Sie sich dafür in der Ebene bzw. bergab. Bei der nächsten Fahrt kehren Sie das Prinzip um: In der Ebene fahren Sie am Limit und gehen dafür Steigungen besonders sachte an.*
- *Härtewoche – Packen Sie alles Vorstehende in eine einzige Woche und fahren Sie, bis Ihnen die Zunge in die Speichen hängt und Sie fix und fertig sind. In der Folgewoche haben Sie sich dann etwas Erholung verdient. So eine Massierung ist nicht auf Dauer schädlich. Wohl aber bedeutet sie natürlich zunächst einen gewaltigen Schock für Ihr System. Der Körper reagiert mit Anpassung an die Belastung und wird mit dieser das nächste Mal schon viel besser fertig. Betrachten Sie eine solche Woche als Ihre persönliche Tour de France. Essen und trinken Sie regelmäßig und ausreichend, und ruhen Sie sich zwischen den Etappen so viel wie möglich aus.*

Wie Sie sehen, können Sie Ihren Körper auf vielerlei Weise überlisten, damit er leistungsfähiger wird. Das Erfolgsrezept lautet, derartige Fahrten nicht zu oft einzulegen und vor allem nur dann, wenn Sie wirklich frisch und ausgeruht sind.

Motivation

Manchmal ist es schwer, sich selbst zum Durchhalten zu animieren. Am wenigsten Probleme hat, wer Training zu einer Gewohnheit gemacht hat. Allerdings sollten Sie sich nie zum Sklaven Ihres Programms degradieren. Die folgenden Kniffe helfen, bei der Stange zu bleiben.

- Planen Sie Ihr Training realistisch. Wie viele Tage wollen Sie dem Training opfern? Wie lange haben Sie wirklich Lust, am Stück zu trainieren? Schreiben Sie die Trainingszeiten auf. Viele wollen jeden Tag trainieren und sind dann enttäuscht, wenn manchmal etwas dazwischenkommt. Aber mehr ist nicht immer besser. Um Training zu einer lebenslangen Gewohnheit werden zu lassen, empfehlen sich ein langsamer Einstieg, Beharrungsvermögen und Regelmäßigkeit. Prüfen Sie, welche anderen Dinge Ihrem Training im Wege stehen könnten. Suchen Sie nach Lösungen für diese Probleme. Reservieren Sie Zeiten speziell für Ihr Training, und halten Sie sich daran. Betrachten Sie Ihr Training als eine Aufgabe, deren Erfüllung Ihnen Befriedigung verschafft. Geben Sie Ihrer Fitness die ihr zustehende Priorität.

- Wählen Sie eine Aktivität, die Sie gerne und regelmäßig für den Rest Ihres Lebens ausüben wollen. Arbeiten Sie aus dem Bauch heraus, und vergessen Sie die Logik. Sportler trainieren wie wild, weil es ihnen Spaß macht – nicht, weil sie das Material und die Zeit und die Möglichkeit dafür haben. Wenn Sie etwas finden, was Sie wirklich gern tun, ist die Wahrscheinlichkeit groß, dass Sie dabei bleiben. Sie haben dann Ihr Leben um mehr als nur sportliche Übungen bereichert.
- Führen Sie ein Trainingstagebuch. Halten Sie fest, was Sie gemacht haben, wann, wie lange, und wie Sie sich dabei fühlten. Dadurch zementieren Sie Ihr Radfahren als eine Gewohnheit. Geben Sie Ihrem Training die gleiche Wertigkeit wie zur Arbeit zu gehen, und Sie werden nicht so schnell aufgeben. Menschen, die nicht regelmäßig trainieren, denken meist, dass jemand, der regelmäßig trainiert, auch immer dazu Lust hat. Das stimmt nicht. Schließlich geht auch niemand jeden Tag mit einer gleich hohen Motivation zur Arbeit. Wenn Training aber zur Gewohnheit geworden ist, tun Sie es einfach, auch wenn Sie einmal müde sind.
- Spitzensportler haben Ziele. Ein Ziel motiviert, es zu erreichen. Wählen Sie ein Ziel, das in Ihrer Reichweite liegt und dessen Erreichen Sie vor Freude in die Luft springen lässt. Wenn Sie gerade erst anfangen, schielen Sie nicht gleich nach einer 100-Kilometer-Fahrt. Wann immer Sie es übertreiben, besteht die Gefahr von Verletzung, Erschöpfung und Motivationsverlust. Sinnvoller sind kleinere Zwischenziele auf dem Weg zu Ihrem großen Ziel. Klopfen Sie sich nach jeder Etappe kräftig auf die Schulter. Wenn Sie beim Training auf der Rolle oder dem Heimtrainer nach zehn Minuten die Lust verlieren, fangen Sie mit acht Minuten an und steigern sich jede Woche um 5 Minuten.
- Suchen Sie sich einen Trainingspartner. Freunde können sich gegenseitig motivieren. Training mit anderen erzwingt Regelmäßigkeit. Für dauerhaften Erfolg benötigen Sie Unterstützung. Treten Sie also in einen Radsportverein ein oder motivieren Sie einen Freund, Nachbarn, Arbeitskollegen zum Mitmachen. Freuen Sie sich gemeinsam über das Erreichte. Durchhalten ist leichter, wenn man jemanden hat, dem man sein Leid klagen kann, wenn es schlecht läuft, bzw. der Sie an einem guten Tag lobt.

- Belohnen Sie sich nach einer bestimmten Zahl von Tagen, an denen Sie trainiert haben.
- Lassen Sie genügend Tage trainingsfrei. Damit beugen Sie Blessuren wie Sehnenentzündungen oder schwerem Muskelkater vor, die sich bei Übertrainierten häufig einstellen. Ruhetage verlangsamen Ihren Fortschritt in keiner Weise. Im Gegenteil braucht Ihr Körper solche Tage, um sich anzupassen und dadurch schneller effektiver zu funktionieren. Wenn Sie sich am Anfang steif fühlen und etwas Muskelkater haben, ist das normal. Nur weh tun darf es nicht. Schmerzen zeigen an, dass etwas nicht stimmt. Bei Schmerzen oder ungewöhnlicher Erschöpfung beim Training wenden Sie sich unbedingt an Ihren Arzt.
- Wenden Sie sich bei Schwierigkeiten an andere – Sportkameraden, Sportlehrer, Trainer. Aber seien Sie darauf gefasst, dass auch die nicht immer alles wissen.

Fitness total – Ausgleichstraining

Radfahren ist eine äußerst wirksame aerobe Betätigung, die eine Menge für Fitness und Gesundheit bringt. Trotzdem gibt es bestimmte Bereiche, die durch das Pedalieren nicht abgedeckt werden. Ein solches Element ist die Flexibilität – das heißt, eine Bewegung von Gelenken und Muskeln von Anschlag zu Anschlag. Hierzu finden Sie mehr unter 'Dehnen' im folgenden Kapitel.

Zu kurz kommt weiterhin der Oberkörper. Mountainbiking in extremem Gelände hilft hier in gewisser Weise. Dennoch bleibt die Tatsache, dass beim Radfahren primär die Beine, genauer gesagt die Oberschenkel, beschäftigt werden, und dies auch nicht über den gesamten möglichen Bewegungsspielraum. Wenn Sie also an Ganzkörperfitness interessiert sind, müssen Sie noch eine zweite Sportart in Ihr wöchentliches Programm mit aufnehmen. Als ein solches Ergänzungstraining bieten sich Schwimmen, Rudern oder Krafttraining an.

Viele glauben, dass mit Ausgleichstraining eine insgesamt ausgewogenere Fitness erzielt wird, von der auch ihre Leistung in der Primärsportart, also hier dem Radfahren, profitiert. Bedenkt man jedoch, dass Training spezifisch sein muss (s. S. 70), so liegt nahe, dass Topathleten sich auf ihre spezielle Sportart konzentrieren sollten und sonst nichts. Wer jedoch mehr auf gesundheitsbetonte Ganzkörperfitness Wert legt, ist mit Ausgleichstraining gut bedient, weil es auch Abwechslung und damit Spaß bringt.

Unabhängig von der Ergänzungsportart, die Sie wählen, gibt es immer zwei Möglichkeiten, diese in Ihr Training einzubauen: Sie können

Ihr Wochenprogramm um ein oder zwei Trainingseinheiten in der Zweitsportart erweitern, oder ein oder zwei Einheiten Ihres Fahrradtrainings durch den alternativen Sport ersetzen. In letzterem Fall leidet Ihr Radfahren etwas, im ersteren müssen Sie zusätzliche Zeit freimachen, und Sie sollten aufpassen, dass Sie noch genug Regenerationszeit übrig lassen.

Tonusübungen

Wenn Sie ausschließlich Radfahrer bleiben möchten und an einer zweiten Sportart kein Interesse haben, bieten Tonusübungen den idealen Ausweg. Zwei bis drei zwanzigminütige Einheiten pro Woche reichen und bringen viel. Kurze Übungseinheiten bedeuten, dass Sie kaum Zeit im Sattel verlieren – oder gar keine, wenn Sie die Übungen nämlich in das Aufwärmen oder Ausrollen mit einbauen. Für solche Übungen brauchen Sie keine Kraftmaschine oder Sportstudio – das meiste beruht auf Körpergewicht oder alltäglichen Dingen wie z.B. einer wassergefüllten PET-Flasche, im Folgenden als Gewicht bezeichnet.

Es würde hier zu weit führen, die Prinzipien und Techniken des Tonus-Trainings im Detail zu besprechen. Wenn es Sie interessiert, können Sie sich spezialisierte Lektüre beschaffen. Die folgenden Anleitungen reichen jedoch, um einem Radfahrer eine gute, universelle Muskelkondition zu verschaffen. Da Gesäß- und Oberschenkelmuskeln beim Fahren ausreichend zu tun haben, konzentrieren wir uns auf Arme, Schultern, Brustkorb und Bauch.

Oberkörperübungen

Arme – Bizeps

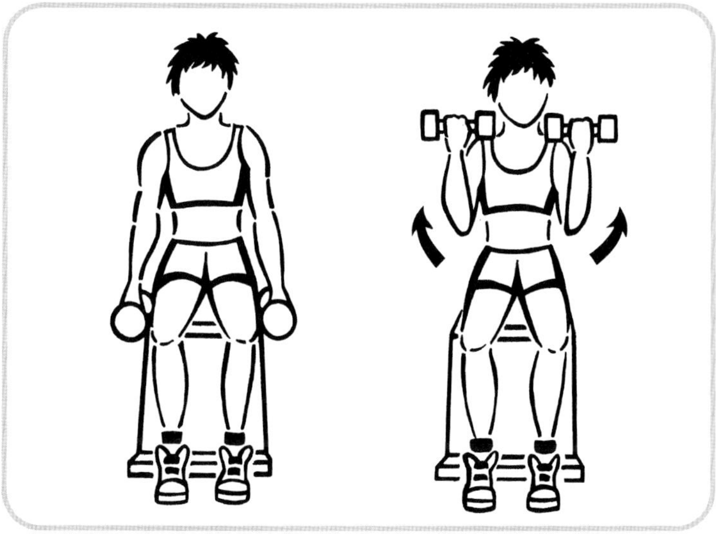

Abb. 6.1 Bizepsbeuge

Haltung

Stehend oder sitzend (auf einem stabilen Stuhl ohne Armlehnen). Füße schulterbreit, Arme ganz nach unten gestreckt. Gewicht in jeder Hand, Handflächen zum Körper weisend. (vgl. Abb. 6.1)

Die Übung (Bizepsbeuge)

Beugen Sie den Arm im Ellenbogen und heben Sie das Gewicht langsam und fließend bis fast auf Schulterhöhe. Drehen Sie dabei die Hand, so dass diese am Ende der Bewegung zur Schulter zeigt. Strecken Sie den Arm langsam wieder. Wiederholen Sie die Übung. Um Zeit zu sparen, können Sie beide Arme gleichzeitig beugen. Vergessen Sie aber nicht, auf die korrekte Durchführung zu achten.

Arme – Trizeps

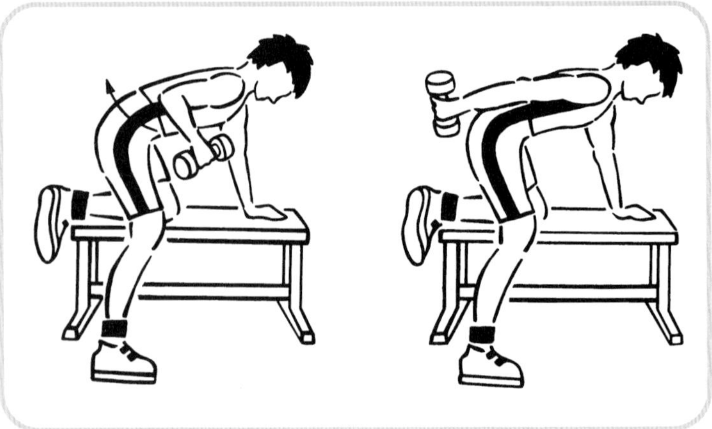

Abb. 6.2 Trizepsstreckung

Haltung

Halten Sie mit einer Hand das Gewicht. Beugen Sie sich in der Hüfte nach vorn, bis Ihr Oberkörper horizontal ist. Stützen Sie sich mit einem Knie und der anderen Hand auf einer Bank ab. Beugen Sie den Arm mit dem Gewicht rechtwinklig im Ellenbogen. Der Oberarm liegt parallel zum Oberkörper, das Gewicht hängt senkrecht unter dem Ellenbogen.

Die Übung (Trizepsstreckung)

Strecken Sie Ihren Arm voll nach hinten, bis er horizontal liegt. Der Ellenbogen verändert seine Position dabei nicht. Zählen Sie bis Zwei und kehren Sie langsam in die Ausgangsposition zurück. Wiederholen Sie die Übung. Lassen Sie das Gewicht nicht durchschwingen. Der Oberarm darf sich nicht bewegen, das Kreuz bleibt flach und an Ort und Stelle. Fangen Sie mit einem leichten Gewicht an, bis Sie die Technik gut beherrschen. Wechseln Sie die Seite.

Arme und Schultern – Trizeps und Deltamuskel

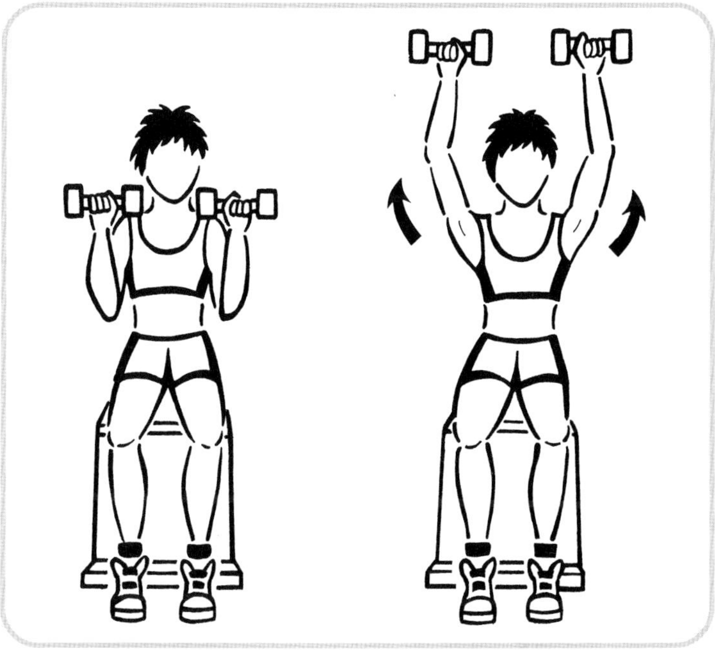

Abb. 6.3 Schulterdrücken

Haltung

Setzen Sie sich auf eine Bank oder einen Stuhl mit senkrechter Lehne, so dass Ihr Rücken im unteren Bereich fest anliegt. In jeder Hand halten Sie ein Gewicht. Die Handflächen weisen nach vorn und befinden sich auf Schulterhöhe. (vgl. Abb. 6.3)

Die Übung (Schulterdrücken)

Drücken Sie die Gewichte senkrecht nach oben über Ihren Kopf. Strecken Sie jedoch die Ellenbogen nicht durch, sondern lassen Sie diese leicht angewinkelt. Senken Sie die Gewichte langsam wieder bis zur Ausgangslage. Wiederholen Sie die Übung.

Schultern – Deltamuskel

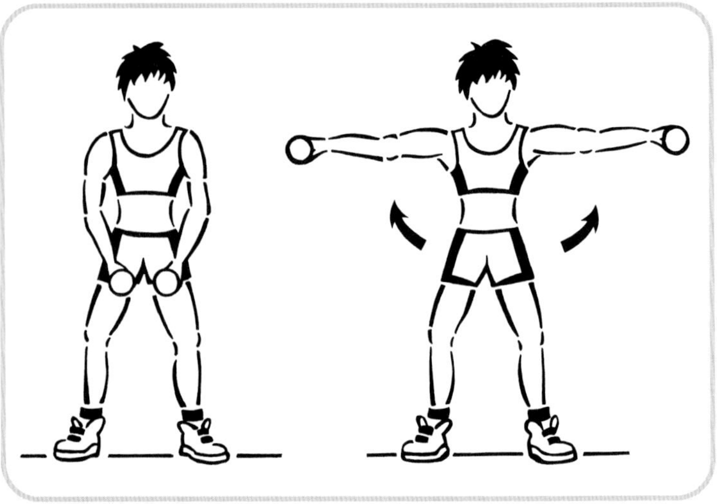

Abb. 6.4 Seitenheber

Haltung
Stellen Sie sich hin, die Füße hüftbreit auseinander. In jeder Hand halten Sie ein Gewicht. Beugen Sie sich leicht nach vorn und halten Sie die Gewichte vor Ihren Oberschenkeln. Die Handflächen weisen aufeinander zu. (vgl. Abb. 6.4)

Die Übung (Seitenheber)
Heben Sie beide Gewicht nach außen bis auf Schulterhöhe. Drehen Sie die Hände dabei so, dass die Handflächen zum Boden weisen. Kehren Sie zur Ausgangshaltung zurück. Lassen Sie die Gewichte dabei nicht nach unten wegsacken, sondern führen Sie sie bewusst langsam.

Bauch – gerader Bauchmuskel (musculus rectus abdominis)

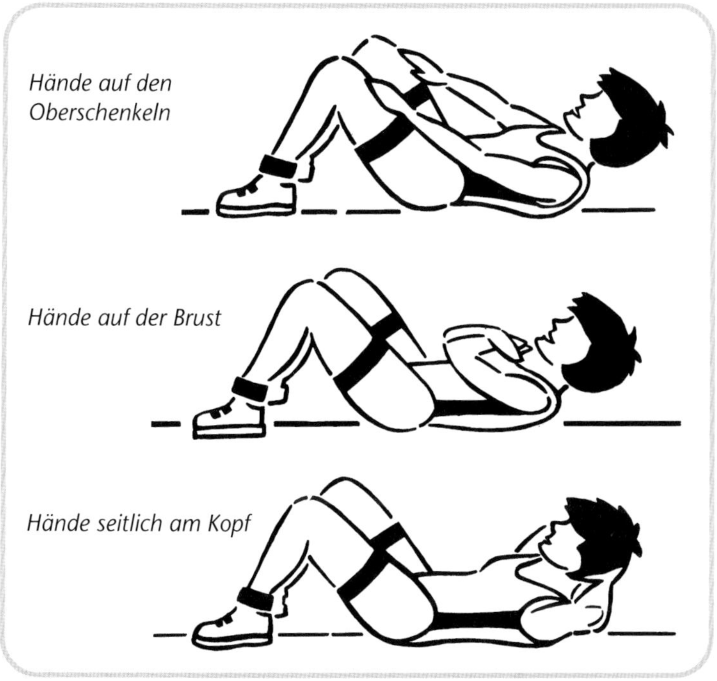

Abb. 6.5 Aufrichten

Haltung

Legen Sie sich rücklings mit angebeugten Knien auf den Boden. Die Füße stehen flach und hüftbreit auf. Vermeiden Sie ein ausgeprägtes Hohlkreuz – es darf sich nur ein schmaler Spalt zwischen Kreuz und Boden auftun. Legen Sie die Hände auf die Oberschenkel. (vgl. Abb. 6.5)

Die Übung (Aufrichten)

Atmen Sie ein. Spannen Sie während des Ausatmens den Bauch an und rollen Sie den Oberkörper nach vorn hoch, so dass Kopf, Schultern und Brustkorb frei in der Luft sind. Halten Sie die Position zwei Sekunden lang und strecken Sie sich langsam wieder auf dem Boden aus. Wiederholen Sie die Übung.

Als Alternativen können Sie die anderen zwei in Abb. 6.5 gezeigten Positionen ausprobieren (Hände auf der Brust oder seitlich am Kopf).

Bauch – schräge Bauchmuskeln (diagonal die Taille umfassend)

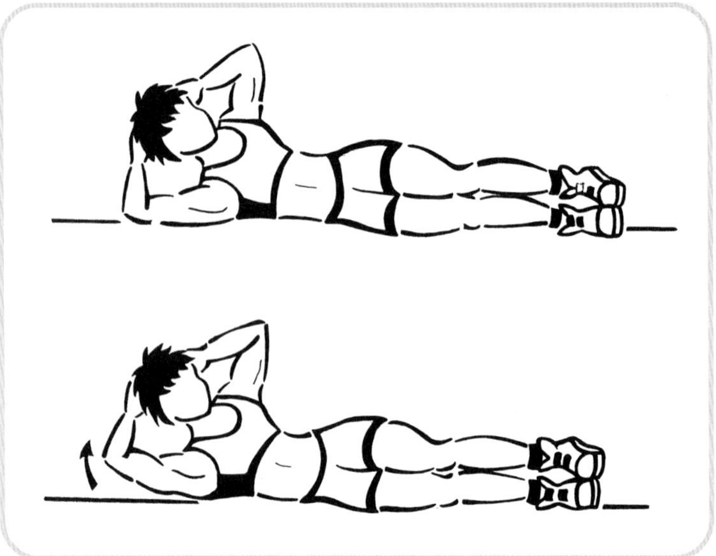

Abb. 6.6 Seitenbeuge liegend

Haltung

Liegen Sie mit leicht angezogenen Knien auf Ihrer rechten Seite. Legen Sie die linke Hand hinter den Kopf. (vgl. Abb. 6.6)

Die Übung (Seitenbeuge liegend)

Atmen Sie aus und heben Sie dabei Kopf und Schultern etwas vom Boden ab, d.h. bewegen Sie Ihren Brustkorb in Richtung auf Ihre linke Hüfte. Halten Sie die Position zwei Sekunden lang und kehren Sie dann langsam zur Ausgangsstellung zurück. Wiederholen Sie die Übung auf der anderen Körperseite.

Rücken – Streckmuskel

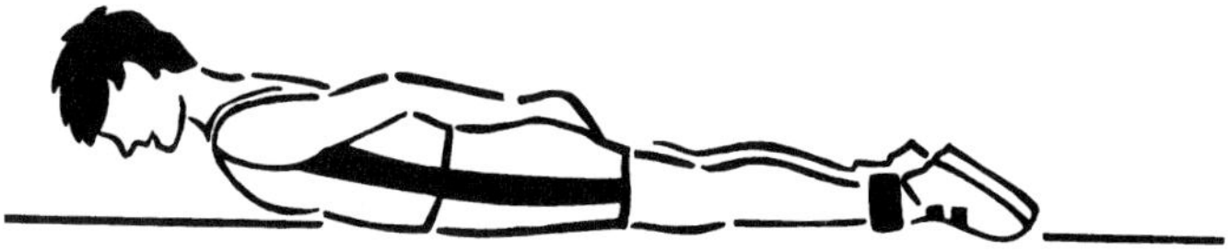

Hände auf dem Gesäß

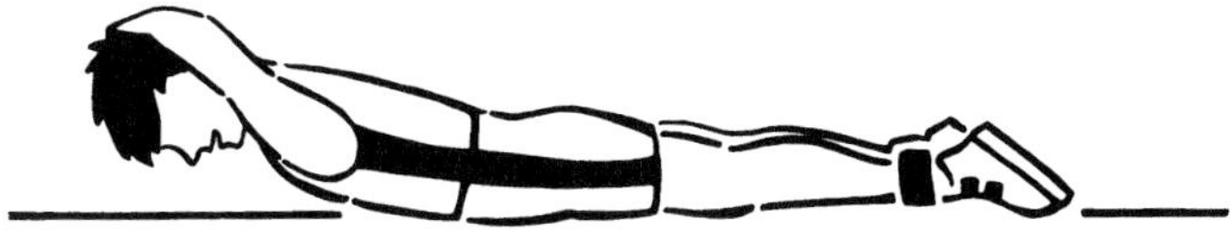

Hände seitlich am Kopf

Abb. 6.7 Rückenbeuge

Haltung

Legen Sie sich bäuchlings auf den Boden, die Hände entweder auf dem Gesäß oder – mit zur Seite abgespreizten Ellenbogen – seitlich am Kopf. (vgl. Abb. 6.7)

Die Übung (Rückenbeuge bzw. -überstreckung)

Heben Sie Kopf, Schultern und den oberen Teil des Brustkorbes langsam vom Boden ab, aber nicht mehr als zwölf Zentimeter. Halten Sie die Stellung für zwei Sekunden und kehren Sie dann langsam in die Ausgangsstellung zurück. Die Beine bleiben entspannt am Boden. Überstrecken Sie den Rücken nur soweit, dass die Haltung nicht unbequem wird.

Brust – Brustmuskulatur

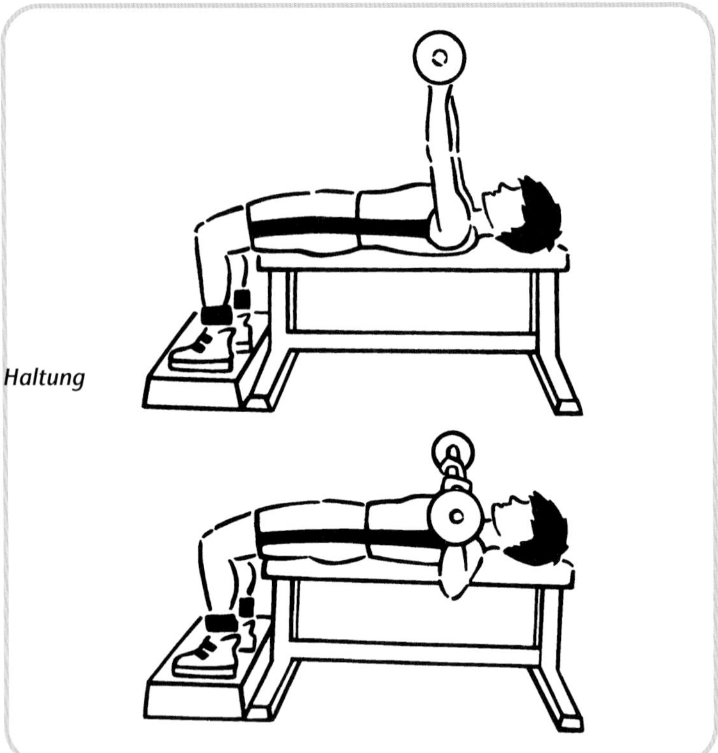

Abb. 6.8 Schulterdrücken

Legen Sie sich rücklings flach auf eine Bank. Halten Sie ein Gewicht in den Händen und strecken Sie die Arme senkrecht voll durch, wobei die Handflächen vom Kopf weg zeigen.

Die Übung – Schulterdrücken
Nehmen Sie die Gewichte langsam bis in die Nähe Ihrer Achseln zurück. Halten Sie dort kurz. Drücken Sie die Gewichte dann langsam bis zur Ausgangsposition zurück.

Nützliche Tipps für die Planung Ihrer Übungseinheiten

Führen Sie zunächst einmal die Übungen der Reihe nach durch. Wiederholen Sie jede Übung so oft, wie Sie können. Achten Sie auf die Einhaltung der richtigen Technik. Wenn Sie dann z.B. feststellen, dass Sie das Schulterdrücken dreißigmal schaffen, nehmen Sie für die erste richtige Übungseinheit 80 Prozent Ihres Maximalwertes, d.h. 30 x 0.8 = 24 Wiederholungen. Ermitteln Sie diesen Anfangswert für jede der Übungen. Wählen Sie das Gewicht so, dass Sie 20 bis 30 Wiederholungen schaffen. Das sorgt für den Aufbau von Muskelkraft und -tonus.
Führen Sie dann jede Übung mit 80 Prozent der maximal möglichen Wiederholungen durch. Dies ist ein Durchgang. Ruhen Sie sich fünf Minuten aus und machen Sie einen zweiten Durchgang. Wenn Sie immer noch nicht genug haben, absolvieren Sie nach einer erneuten Pause eine weitere Runde. Damit ist die Übungseinheit beendet.
Wiederholen Sie Ihren Eingangstest alle vier Wochen, um Ihre 80-Prozent-Werte anzupassen, damit ein Steigerungseffekt entsteht. Sonst bleiben Sie auf dem Niveau stehen, das Sie nach vier bis sechs Wochen erreicht haben. Die Steigerung der Belastung lässt sich auf verschiedene Weise bewirken:

- *langsame Zunahme der Wiederholungen mit dem gleichen Gewicht*
- *ein schwereres Gewicht bei gleicher Zahl der Wiederholungen*
- *für maximalen Effekt: mehr Wiederholungen und gleichzeitig ein schwereres Gewicht*

Nach wenigen Monaten werden Sie feststellen, dass Ihr Oberkörper wesentlich straffer aussieht und Ihre Muskeln beim Radfahren weniger schnell ermüden.

Hören Sie auf Ihren Körper

Für erfolgreiches Trainieren ist wichtig, dass Sie die Signale Ihres Körpers beachten – wie er auf bestimmte Trainingsarten reagiert, auf Ihre Ernährung, auf die Tageszeit, wann er eine Pause möchte usw. Sportler brauchen meist einige Jahre, bis sie mit ihrem Körper voll vertraut sind. Dann haben sie gelernt zu erkennen, wie gut sie aktuell drauf sind, wie viel Schlaf sie brauchen, was sie essen sollten etc. Auch Sie sollten sich diese Fähigkeit aneignen. Achten Sie auf Anzeichen von Übertraining – Schlafstörungen, Appetitverlust, Antriebslosigkeit und Reizbarkeit. Irgendwann werden Sie morgens noch im Bett wissen, ob dies ein guter Tag für eine anspruchsvolle Fahrt wäre – Sie brauchen nur zu prüfen, wie sich Ihre Beine anfühlen.

Es brächte aber nichts, wenn Sie sich nicht auch nach den Zeichen Ihres Körpers richteten, sobald Sie diese erkannt haben. Fühlen Sie sich mies, gäbe es keinen Sinn, sich auf das Rad quälen zu wollen. Wenn Sie aber Bäume ausreißen könnten, wäre der planmäßig anstehende kurze Flachlandtrip reine Verschwendung – ab zum Intervalltraining in die Berge. Seien Sie flexibel. Der Zyklus von Belastung, Erholung und Anpassung lässt sich keine zeitlichen Vorschriften machen. Mit der Zeit werden Sie selbst am besten wissen, wann Sie sich genügend erholt haben.

Übertrainiertheit

Die Erschöpfung, die sich nach intensivem Training einstellt, ist ein Zeichen, dass Sie an Ihre physischen Grenzen gegangen sind. Dies ist unumgänglich, wenn Sie Ihre Leistung steigern wollen. Manchmal ist Erschöpfung allerdings auch eine Warnung, dass Sie es übertreiben. Dadurch riskieren Sie einen Leistungsrückgang und gefährden in extremen Fällen Ihre Gesundheit.

Es gibt vier Erschöpfungsgrade, mit denen Sie sich konfrontiert sehen können, wenn Sie regelmäßig auf dem Rad sitzen:

Erschöpfungsgrade

1. *Nach ein bis zwei anstrengenden Fahrstunden schwächen Flüssigkeitsverlust sowie die Erschöpfung der Energievorräte Ihren Körper – wenn Sie nicht rechtzeitig essen und trinken oder sich ausreichend große Muskelenergiespeicher antrainiert haben.*
2. *Erschöpfung nach der Fahrt ist normal und signalisiert, dass Sie bis an die Grenzen Ihrer Leistungsfähigkeit gegangen sind. Nachdem Sie sich erholt haben, sind Sie jedoch fitter als vorher.*
3. *Nach einer ganzen Woche ambitionierten Fahrens ist die Erschöpfung intensiver als nach einer einzelnen Anstrengung. Aber auch diese Überlastung führt nach einer ausreichenden Erholungsphase zu gesteigerter Leistung.*
4. *Unbedingt vermeiden müssen Sie jedoch langanhaltende Erschöpfung, verbunden mit einem Gefühl des Ausgebranntseins. Dies ist das verbreitetste Symptom des Übertrainings. Das Gefühl kann Wochen oder Monate anhalten und birgt das Risiko, gewonnene Leistung wieder zu verlieren. Als Folge treten häufig noch eine Schwächung des Immunsystems und, damit verbunden, Krankheiten auf.*

Das Geheimnis eines guten Trainingsprogramms ist, sich an die eigenen Grenzen heranzutasten, sie zu erkennen und zu respektieren. Es gilt, Überlastung nicht zur Übertrainiertheit ausarten zu lassen. Achten Sie auf folgende Warnsignale:

- Auch nach sieben oder acht Stunden ununterbrochenen Schlafes wachen Sie mit dem Gefühl auf, noch nicht ausgeschlafen zu sein.
- Ihr Interesse an gesellschaftlichen Aktivitäten und Sex nimmt ab.
- Sie sind nervös, reizbar und ungeduldig und haben Mühe, sich auf Ihre Tagesroutine zu konzentrieren.
- Sie haben das Gefühl, ohne Kaffee oder andere aufputschende Mittel die nächste Trainingseinheit nicht durchstehen zu können.
- Der Gedanke beschleicht Sie, ob das alles die Sache wert ist.

Diese Indikatoren zeigen an, dass Sie sich zu wenig Regenerationszeit gönnen. Sobald Sie das Gefühl haben, dass Ihr Training überhand nimmt, sprechen Sie mit jemandem – Ihrem Arzt, einem Verwandten, einem Freund oder einem Radsportkameraden. Denken Sie immer daran, dass übertriebenes Training Ihnen und Ihrer Leistung nicht unbedingt etwas bringt. In manchen Fällen führt es nur dazu, dass Ihre Muskeln an Spannung verlieren und Sie häufiger krank oder verletzt sind.

Am siebten Tage sollst Du ruhen

Die meisten Trainingsprogramme enthalten einen oder sogar zwei Ruhetage pro Woche und gleichfalls einen oder zwei Tage leichtes Programm. Grund ist die leidvolle Erfahrung von Generationen von Trainern, die sich mit den Misserfolgen herumschlagen mussten, wenn Sportler zu viel zu schnell wollten. Überforderung ist Teil des Trainingszyklus. Wenn aber dann die Leistung nach einigen Ruhetagen nicht ansteigt, ist es Zeit, auf andere aerobe Aktivitäten umzustellen, mit denen Sie in Ihrem Leistungsbereich bleiben. Damit erhalten Sie Ihren Kreislauf fit, vermeiden aber die Gefahren des Übertrainiertseins. Denn es kann bis zu zwei Monaten dauern, bis Sie sich davon wieder erholt haben.

Wie viel Ruhe braucht der Mensch? Tests haben ergeben, dass es bis zu zwei Wochen dauern kann, sich von einer Überforderung zu erholen. Während dieser zwei Wochen wurden übrigens die Beine keinesfalls komplett hochgelegt, sondern fleißig mit 70% des Pulsbereiches gefahren. Dafür stieg die Leistung täglich. Dies bedeutet, dass es nicht ausreicht, es nur einen oder zwei Tage locker angehen zu lassen, wenn man punktgenau an einem bestimmten Tag besonders fit sein will. Wie üblich gibt es Schwankungen von Individuum zu Individuum. Gehen Sie also nach Ihrem Gefühl und Ihrer Erfahrung, nicht nach dem Kalender.

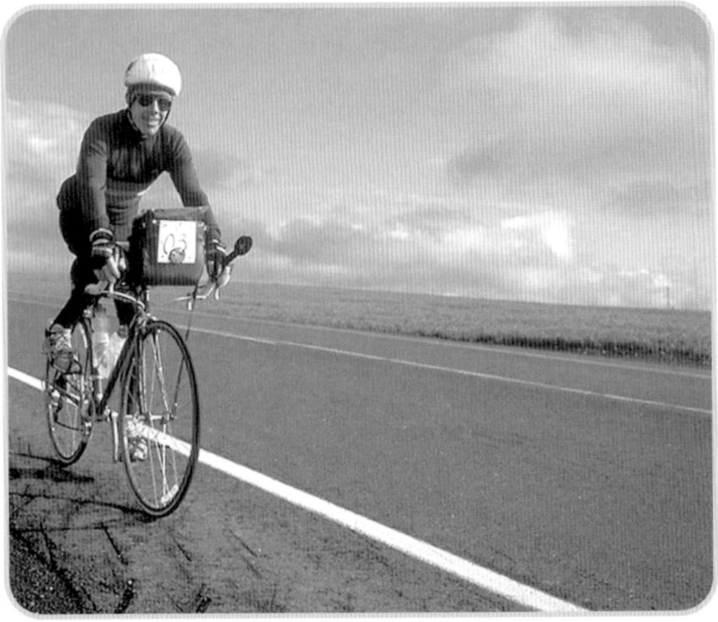

Wichtig ist aber, dass Ruhe Teil jedes Trainings sein muss. Ihre diesbezüglichen Entscheidungen können die wichtigsten überhaupt sein.

Denken Sie auch unbedingt daran, nach dem Training Ihre Kohlehydratspeicher wieder aufzufüllen. Die dem Übertraining zugeschriebene Erschöpfung kann auf chronisch ungenügende Versorgung der Muskeln mit Glykogen zurückzuführen sein, wenn der Sportler nach dem Training nichts oder das Falsche isst. (Vgl. Kapitel 8 - S. 138)

Dehnen und Massieren

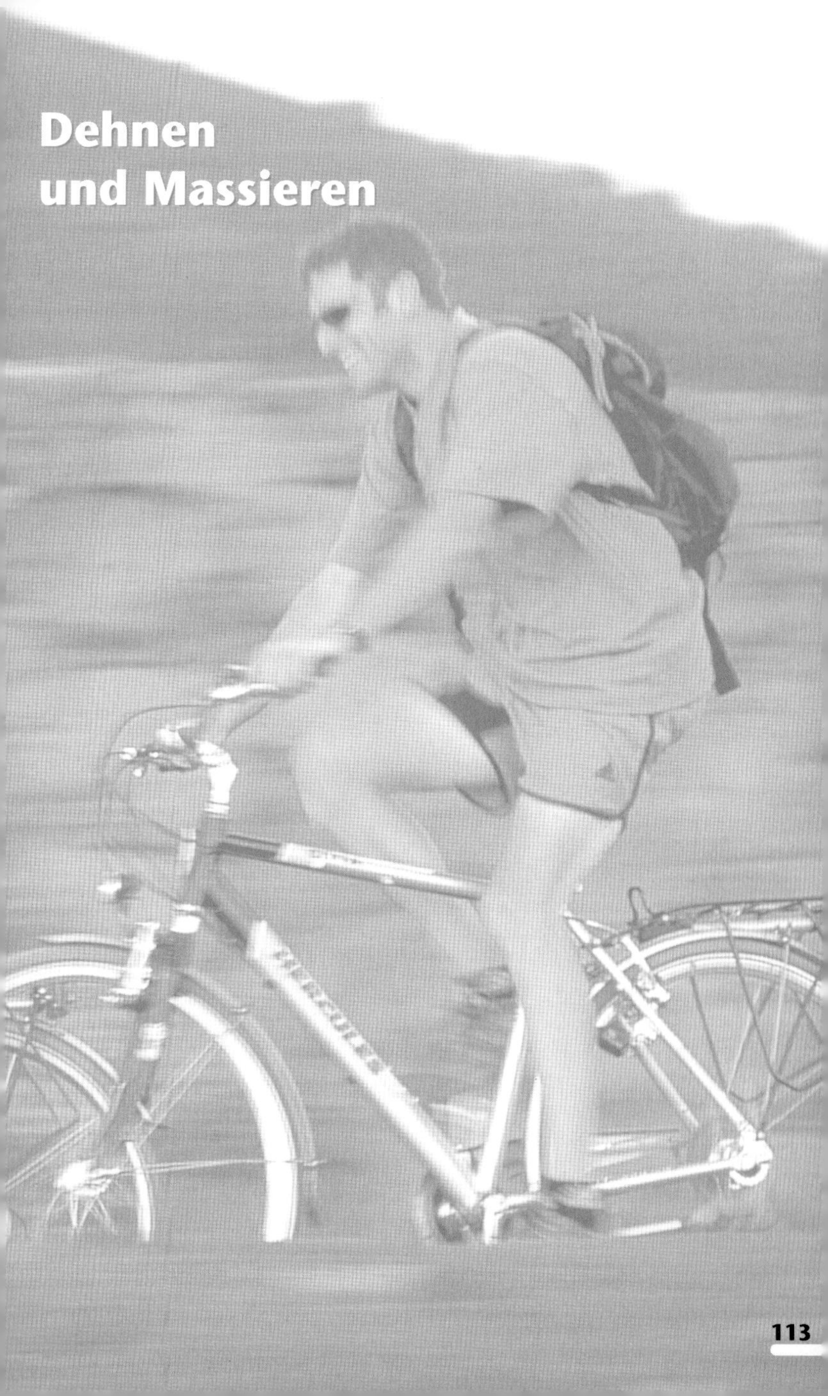

Dehnen und Massieren

Allgemeines

Dehnungsübungen und Massage unterstützen den Körper bei der Anpassung an die Anforderungen des Radfahrens. Er erholt sich schneller, und die Chance einer Verletzung sinkt. Dehnen kann den Muskeln auch zu höherer Leistung verhelfen. Denn bei sportlich-intensivem Fahren besteht die Gefahr einer allmählichen Abnahme der Flexibilität der Muskeln sowie des Bewegungsspielraums der beteiligten Gelenke. Dehnungsübungen wirken dem entgegen. Muskeln und Gelenke, die auf diese Weise gut gepflegt werden, halten auch extremem Training länger stand, d.h. Sie können länger und schneller fahren. Sinnvolles Dehnen nach dem Training sorgt dafür, dass Sie sich nicht so steif fühlen.

Das Dehnen muss natürlich in erster Linie die beim Radfahren besonders intensiv geforderten Muskeln berücksichtigen. Am wichtigsten ist der Knieflechser an der Rückseite des Oberschenkels. Wenn er verhärtet, überträgt sich das häufig bis auf Knie und Kreuz. Weiter folgen der Quadrizeps (Vorderseite des Oberschenkels) und die Muskeln der Oberschenkelinnenseite, ferner der Hüftbeuger, die Unterschenkelmuskeln (sowohl Gastrocnemeus und Soleus), Schultern, Rückenmuskeln oben wie unten, Trizeps, die Brust- und die Halsmuskeln. Eine Darstellung der Muskeln finden Sie in Abb. 7.1. Spezifische Übungen für die jeweiligen Bereiche folgen auf den S. 116-123.

Dehnen sollte langsam und fast statisch durchgeführt werden, damit der Muskel sich allmählich entspannen kann. Muskeln haben als Überlastungsschutz einen Dehnreflex eingebaut – werden sie zu schnell in die Länge gezogen, ziehen sie sich blitzartig zusammen. Genau das wollen Sie aber beim Dehnen nicht erreichen. Gehen Sie die Dehnübungen daher vorsichtig an und halten Sie die erreichte Stellung vor allem eine Zeit lang. Sie dürfen den Muskel nicht weiter dehnen als bis zu genau dem Punkt, wo Sie ein leichtes Ziehen verspüren. Dehnen darf niemals weh tun, am allerwenigsten in den Gelenken. Ansonsten haben Sie es übertrieben und müssen wieder etwas zurückstecken.

Beim Dehnen vor dem Training, als Teil des Aufwärmens, machen Sie drei Zehn-Sekunden-Durchgänge pro Muskel bzw. Muskelgruppe. Nach dem Training verdoppeln Sie auf 20 Sekunden, belassen es aber bei zwei Durchgängen. Hierdurch erholt sich der Muskel von dem x-maligen Zusammenziehen während der Fahrt und kehrt zu seiner ursprünglichen Länge zurück. Dies schützt ihn vor Zerrungen oder Faserrissen. Um Ihre Beweglichkeit aktiv zu steigern, sollten Sie wöchent-

außenliegende Muskeln

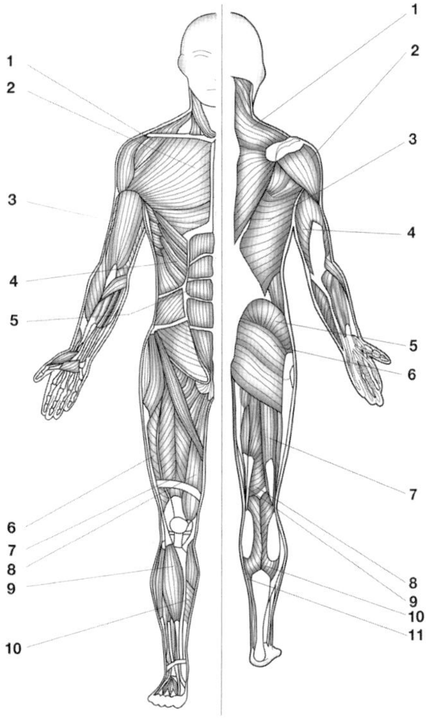

Vorderseite
1. *Deltamuskel (deltoideus)*
2. *Großer Brustmuskel (pectoralis major)*
3. *Bizeps (biceps brachii)*
4. *Äußere Schrägmuskeln*
5. *Gerader Bauchmuskel (rectus abdominis)*
6. ***Vastus lateralis*** *bilden zusammen mit*
7. ***Rectus femoris*** *dem tiefer liegenden,*
8. ***Vastus medialis*** *nicht dargestellten vastus intermedius den Quadrizeps*
9. *vorderer Tibialis*
10. ***Soleus***

Rückseite
1. *Trapezius*
2. *Deltamuskel*
3. *Latissimus dorsi*
4. *Trizeps brachii*
5. ***Gluteus medius***
6. ***Gluteus maximus***
7. ***Bizeps femoris***
8. ***Semimembranosus*** *Knieflechser*
9. *Semitendinosus*
10. ***Gastrocnemius*** *Unterschenkel-*
11. ***Soleus*** *muskeln*

Anm.: Beim Radfahren kommen in erster Linie die fettgedruckten Muskeln zum Einsatz. Die nicht fettgedruckten Muskeln werden bei den Tonus- bzw. Dehnübungen der Kapitel 6 und 7 angesprochen.

Abb. 7.1 Muskelgruppen, die für den Radsport wichtig sind

lich an drei Tagen drei Zwanzig-Sekunden-Durchgänge pro Muskelgruppe oder Muskel durchführen, mit Pausen gleicher Länge zwischen jedem Dehnungsvorgang. Brechen Sie aber sofort ab, sollten Sie hierbei Schmerzen in Muskeln oder Gelenken spüren.

Tiefes, gleichmäßiges Atmen ist gut für Muskeln und Geist. Atmen Sie vor jedem Dehnvorgang zunächst ein und dann langsam aus, während Sie den betroffenen Muskel in seine gedehnte Endposition bringen. Schließen Sie hierbei die Augen und achten Sie auf Ihre Atmung. Wenn Sie spüren, wie sich der Muskel entspannt, atmen Sie nochmals tief bis ins Zwerchfell ein. Konzentrieren Sie sich auf das Gefühl, wie die Spannung aus ihrem Muskel schmilzt.

Mindestens einmal in der Woche – z.B. an einem Ruhetag – sollten Sie ein reines Dehnungsprogramm durchführen, das nicht Teil des Aufwärmens oder Ausrollens ist. Unterziehen Sie jeden der bereits erwähnten Muskeln einem vollen Durchlauf Ihrer Dehnübungen. Wärmen Sie sich hierzu erst durch Gehen oder leichtes Radfahren etwas auf. Federn Sie auf keinen Fall beim Dehnen – die Bewegungen müssen gleichförmig und langsam ablaufen. Beim ruckartigen Dehnen kann sich der Muskel verkrampfen; es droht Verletzungsgefahr. Gelenke sollten nicht voll durchgestreckt werden, sondern immer ganz leicht angebeugt bleiben.

Dehnungsübungen

Biceps femoris

Der Muskel auf der Rückseite der Oberschenkel, der beim Radfahren das Bein beugt, während sich das Pedal nach oben bewegt.

Ausgangsposition

Setzen Sie sich auf den Boden, Rücken und Schultern gerade. Strecken Sie das rechte Bein vor sich auf dem Boden aus, Zehen nach oben weisend. Das linke Bein wird im Knie angewinkelt und zeigt zur Seite, die Fußaußenkante auf dem Boden. Mit den Händen können Sie entweder Ihren Rücken abstützen oder, wie in der Abbildung, Ihr rechtes Bein fassen.

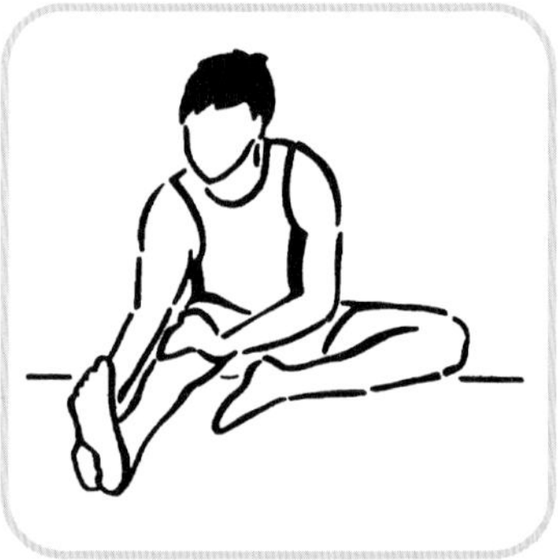

Abb. 7.2 Dehnen des biceps femoris

Dehnphase

- Beugen Sie sich aus der Hüfte (nicht der Taille!) nach vorn, bis Sie ein Ziehen im rechten Bein spüren.
- Rücken und Schultern bleiben gerade.
- Halten Sie die Position für 15-30 Sekunden.
- Führen Sie die Übung analog mit dem linken Bein durch.
- Wiederholen Sie pro Seite drei bis fünf Mal.

Quadrizeps

Die Muskeln an der Vorderseite des Oberschenkels, die das Bein im Knie strecken und damit das Pedal nach unten drücken.

Ausgangsposition

Legen Sie sich auf den Boden und auf Ihre rechte Seite. Ihre linke Hüfte muss genau senkrecht über Ihrer rechten stehen. Biegen Sie das Kreuz nicht durch. Ihr Kopf ruht auf einem Kissen oder Ihrer rechten Hand. Beugen Sie Ihr linkes Knie. Greifen Sie mit Ihrer linken Hand nach hinten und umfassen Sie Ihre linke Hacke. Wenn Ihnen dies nicht gelingt, legen Sie als Verlängerung einen Gürtel um Ihren Fuß.

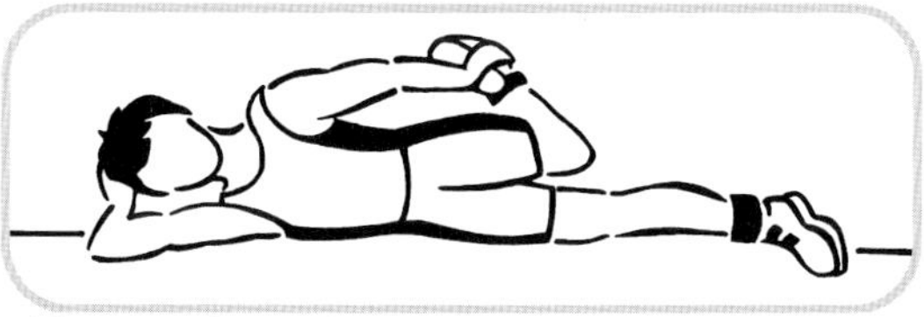

Abb. 7.3 Dehnen das Quadrizeps im Liegen

Dehnphase

- Ziehen Sie mit Hand bzw. Gürtel vorsichtig an Ihrem Fuß, bis die Vorderseite des Oberschenkels spannt.
- Halten Sie die Position für 15-20 Sekunden.
- Drehen Sie sich auf die andere Seite und wiederholen Sie die Übung mit dem rechten Bein.
- Wiederholen Sie pro Seite drei bis fünf Mal.
- Wenn sich die Rückseite des Oberschenkels hierbei verkrampft, strecken Sie das Bein zunächst und wiederholen dann die Übung, aber langsamer als zuvor.

Unterschenkelmuskulatur – Gastrocnemeus

Die Bedeutung der Unterschenkelmuskulatur beim Radfahren besteht darin, dass sie den Fuß stabilisiert und durch Senken des Fußes nahe des unteren Totpunkts des Pedals den berühmten runden Tritt erzeugt.

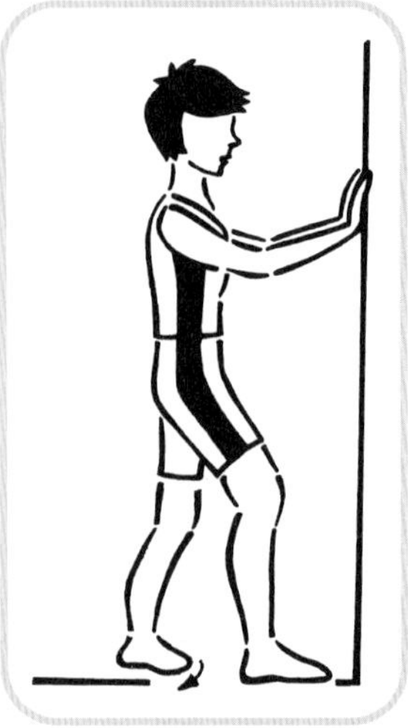

Abb. 7.4 Unterschenkel – Dehnen des Gastrocnemeus

Ausgangsposition

Stellen Sie sich vor eine Wand. Legen Sie Ihre Hände schulterhoch an die Wand, so dass die Arme leicht gebeugt sind. Beugen Sie das rechte Knie leicht an. Der linke Fuß steht ein bis zwei Fußlängen hinter dem rechten und zeigt etwas nach innen, die Ferse fest auf dem Boden. Dies aktiviert den Gastrocnemeus.

Dehnphase

- Die Grundstellung sollte bereits ein leichtes Ziehen im linken Unterschenkel auslösen, ohne dass dies jedoch unangenehm sein darf.
- Fehlt das Ziehen in der Grundstellung, schieben Sie Ihren linken Fuß vorsichtig weiter nach hinten.
- Sobald das Ziehen auftritt, halten Sie die Position 15-30 Sekunden.
- Wiederholen Sie die Übung mit dem anderen Bein und dann abwechselnd auf jeder Seite drei bis fünf Mal.

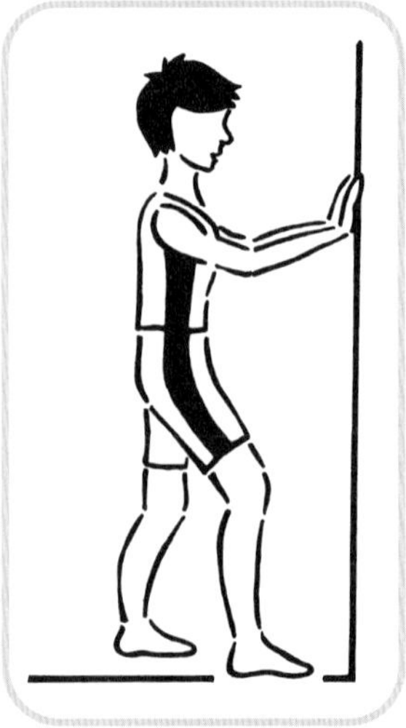

Abb. 7.5 Unterschenkel – Dehnen des Soleus

Unterschenkelmuskulatur – Soleus

Ausgangsposition

Wie beim Gastrocnemeus, nur dass der linke Fuß nicht nach innen gedreht wird, sondern parallel zum rechten steht. Dies setzt den Schwerpunkt auf den Soleus.

Dehnphase

- Beugen Sie Ihr rechtes Knie etwas. Der Fuß, einschließlich Hacke, bleibt dabei auf dem Boden.
- Wechseln Sie zum anderen Bein über und wiederholen Sie die Übung auf jeder Seite drei bis fünf Mal.

Die Schultern

Die Schultermuskulatur wird in erster Linie beim Fahren im Wiegetritt in Anspruch genommen.

Ausgangsposition

Legen Sie sich rücklings auf den Boden. Schieben Sie sich dabei ein Kissen unter den Kopf. Die Beine sind gerade. Wenn Ihnen diese Haltung unbequem ist, schieben Sie ein aufgerolltes Handtuch unter Ihre Knie. Strecken Sie Ihre Arme auf dem Boden gerade zur Seite aus. Die Oberarme bleiben während der gesamten Übung in Kontakt mit dem Boden. Winkeln Sie die Arme im Ellenbogen an, so dass Ihre Hände Richtung Decke zeigen.

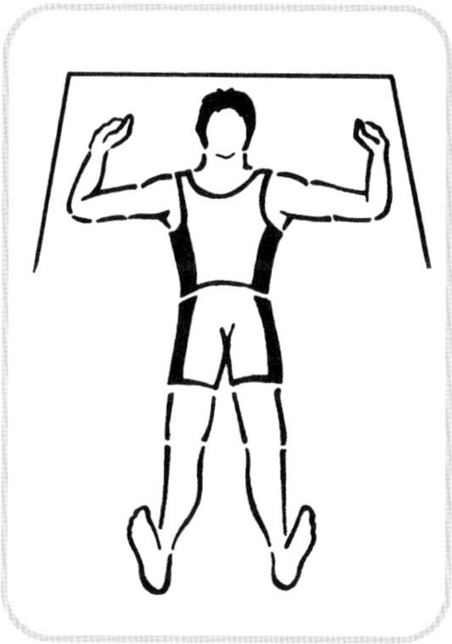

Abb. 7.6 Dehnen der Schultermuskulatur

Dehnphase

- Legen Sie Ihre Unterarme langsam nach hinten um, bis es etwas zieht oder leicht unangenehm wird, und halten Sie 15-30 Sekunden. Brechen Sie sofort ab, sollten Sie ein scharfes Zwicken oder gar Schmerzen wahrnehmen.
- Heben Sie die Unterarme langsam, bis sie wieder zur Decke weisen.
- Legen Sie Ihre Unterarme langsam nach vorn hin um, bis es auch in dieser Richtung etwas spannt bzw. unbequem wird. Denken Sie daran: Die Ellenbogen bleiben immer am Boden. Auch hier 15-30 Sekunden halten.
- Wechseln Sie die beiden Richtungen in ihrer Reihenfolge ab. Fangen Sie immer aus der Position der zur Decke zeigenden Unterarme an.
- Wiederholen Sie in beide Richtungen drei bis fünf Mal.

Hüftbeuger

Dieser beugt während der Aufwärtsbewegung des Pedals das Bein in der Hüfte an. Wenn Sie mit Pedalbindung fahren, kann dieser Muskel besonders im Wiegetritt durch Ziehen an den Pedalen einen signifikanten Beitrag zum Antrieb leisten.

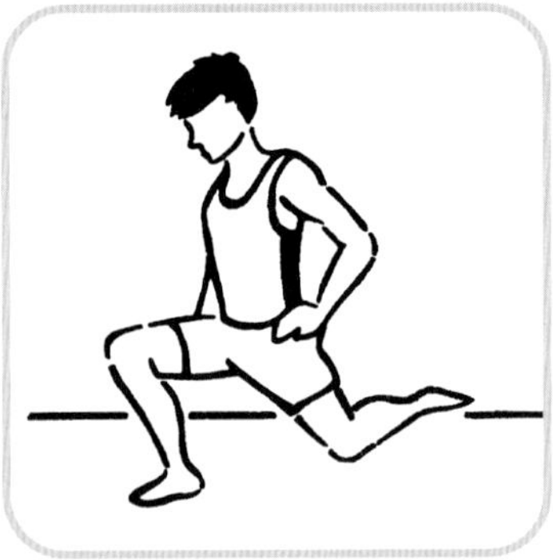

Abb. 7.7 Dehnen der Hüftbeuger

Ausgangsposition

Machen Sie mit dem rechten Bein einen Ausfallschritt und setzen Sie das linke Knie auf den Boden. Spannen Sie die Bauchmuskeln an, um den Oberkörper zu stabilisieren, oder stützen Sie sich mit einer Hand an einem Stuhl ab.

Dehnphase

- Gehen Sie mit dem rechten Knie nach vorn, so dass die linke Hüfte gestreckt wird.
- Halten Sie 15-30 Sekunden. Wechseln Sie die Seite. Wiederholen Sie pro Seite drei bis fünf Mal.

Hüftadduktoren

Die Adduktoren stabilisieren das Bein während des Pedalierens und kommen ferner in schwierigen Geländepassagen zum Einsatz, um den Oberkörper im Gleichgewicht zu halten.

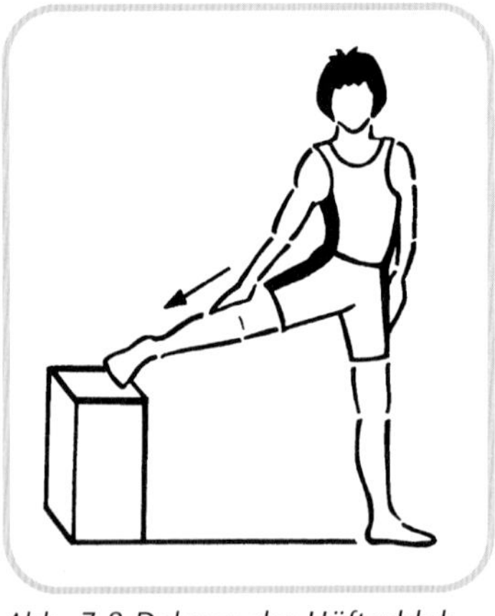

Abb. 7.8 Dehnen der Hüftadduktoren

Ausgangsposition

Stellen Sie sich seitlich neben ein etwa hüfthohes Objekt (z.B. Tisch), auf den Sie Ihr rechtes Bein platzieren. Die Zehen zeigen nach vorn. Um stabil zu stehen, können Sie sich mit der linken Hand z.B. an einer Stuhllehne abstützen.

Dehnphase

- Beugen Sie Ihren Rumpf nach rechts. Ihren rechten Arm strecken Sie dabei in Richtung auf den Fuß aus. Drücken Sie ihn nicht auf das Knie, das dadurch unnötig belastet würde.
- Halten, Seitenwechsel und Wiederholungen wie üblich.

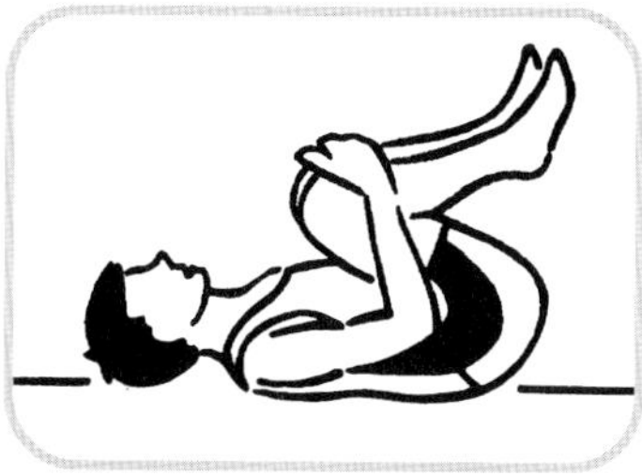

Abb. 7.9 Dehnen der Gesäßmuskulatur

Gesäßmuskulatur

Diese stabilisiert den Unterkörper auf dem Sattel und fungiert speziell beim Fahren im Gelände als Stoßdämpfer.

Ausgangsposition

Legen Sie sich rücklings auf eine doppelt gefaltete Decke auf den Boden und ziehen Sie die Knie so weit wie möglich an.

Dehnphase

- Umfassen Sie die Knie mit den Händen und ziehen Sie sie in Richtung auf Ihre Brust bzw. Schultern – letztere mehr als erstere.
- Halten und wiederholen wie üblich.
- Da hierbei die Wirbelsäule hervortritt und belastet wird, sollten Sie auf die Übung verzichten, wenn Sie zu Rückenproblemen neigen oder bei oder nach der Übung Schmerzen verspüren.

Obere Rückenmuskulatur (Rhomboid und Brustwirbelsäule)

Die obere Rückenmuskulatur trägt zur Positionierung des Körpers auf dem Rad bei und ist daher für sicheres Handling von Bedeutung.

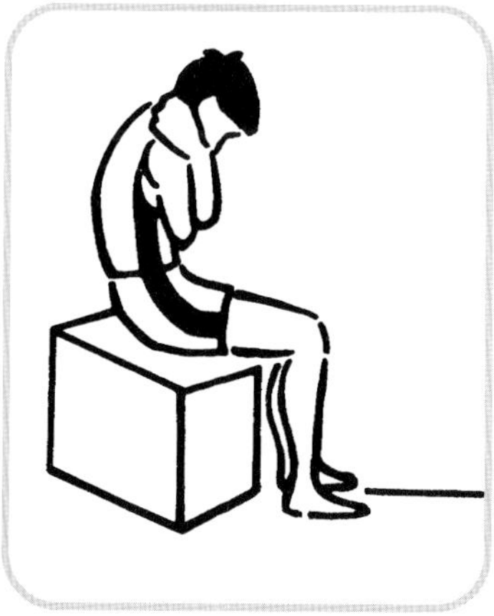

Abb. 7.10 Obere Rückenmuskulatur

Ausgangsposition

Setzen Sie sich hin, kreuzen Sie die Arme über der Brust und legen Sie die Hände auf Ihre Schultern.

Dehnphase

- Krümmen Sie sich nach vorn und ziehen Sie mit den Händen an den Schultern. Ziel ist, die Brustwirbelsäule zu strecken.
- Gehen Sie hier besonders vorsichtig zu Werke, da diese Region dazu tendiert, eher zu flexibel zu sein.
- Halten und wiederholen wie üblich.

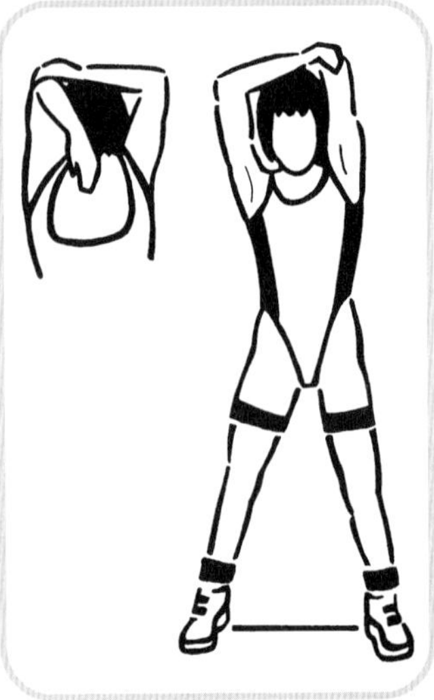

Abb. 7.11 Dehnen des Trizeps

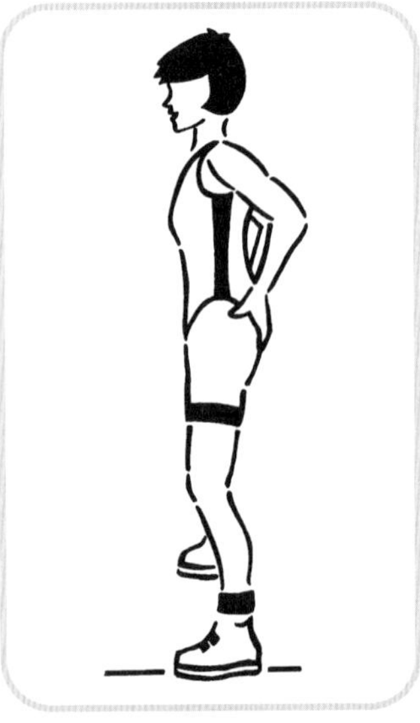

Abb. 7.12 Dehnen der Brustmuskulatur

Trizeps

Der Trizeps stützt das Körpergewicht auf dem Lenker ab. Im Wiegetritt leistet er echte Fortbewegungsarbeit, da er über den Lenker das Fahrrad kippt und dadurch ein aktives Widerlager für die Beinarbeit schafft.

Ausgangsposition

Stellen Sie sich hin, die Füße schulterbreit auseinander. Nehmen Sie die Arme hoch. Legen Sie die linke Hand zwischen Ihre Schulterblätter und die rechte auf Ihren linken Ellenbogen.

Dehnphase

- Drücken Sie Ihren linken Ellenbogen mit der rechten Hand vorsichtig weiter nach hinten.
- Die Knie bleiben leicht gebeugt. Beugen Sie einem Hohlkreuz vor, indem Sie Gesäß- und Bauchmuskulatur anspannen.
- Dehnen Sie nur soweit, dass Sie im Oberarm ein leichtes Ziehen spüren.
- Halten, Wechseln und Wiederholen wie gehabt.

Brustmuskulatur

Diese Muskulatur stützt vor allem den Oberkörper. Im Gelände hat sie mehr zu tun als auf der Straße.

Ausgangsposition

Stellen Sie sich hin, Füße schulterbreit auseinander, Arme an den Seiten. Alternativ können Sie diese Übung im Sitzen auf dem Boden ausführen, wobei Sie die Hände hinter sich auf den Boden platzieren.

Dehnphase

- Bewegen Sie Ihre Hände langsam nach hinten, wobei die Arme gerade, aber locker bleiben. Beginnen Sie die Haltephase, sobald sich ihre Brust gespannt hat.
- Sie können, wenn Ihnen dies bequemer ist, die Hände auf dem Gesäß abstützen oder hinter dem Rücken verschränken.
- Die Dehnung lässt sich durch Zusammenziehen der Schulterblätter bzw. Herausdrücken der Brust noch intensivieren.

Massage

Das Hauptziel der Massage ist, die Durchblutung der Muskeln zu steigern, um hierdurch die Regeneration zu unterstützen. Dabei werden die während des Trainings angefallenen Abbauprodukte der Muskelaktivität über das Lymphsystem weggespült und verschobene bzw. sonst wie durcheinander geratene Muskelfasern wieder geordnet. Es wird immer in Richtung auf das Herz gearbeitet. Massage setzt damit das fort, was auch die Muskeln tun, wenn sie sich betätigen: Blut durch die Venen zum Herzen zurückzupumpen. Klappen in den Venen sorgen dafür, dass das Blut nur in die eine Richtung fließen kann.

Auch wenn Sie kein ausgebildeter Masseur sind, lohnt es sich, das Massieren einmal auszuprobieren. Nach einer langen, anstrengenden Fahrt wirkt eine Massage äußerst entspannend. Sie dürfen Ihre Finger nur nicht tief in den Muskel bohren. Massage ist auch einer der Gründe, warum sich Radfahrer die Beine rasieren. Es wird gegen die Wuchsrichtung der Haare massiert, und diese stören hierbei. Aber auch am rasierten Bein sollten Sie zusätzlich immer Massageöl verwenden.

Massagetechnik

- Beginnen Sie an der Vorderseite des Oberschenkels. Massieren Sie jeden der Muskeln, ohne dabei übertrieben viel Kraft einzusetzen.
- Die Blutzirkulation des Knies lässt sich stimulieren, indem Sie mit den Daumen kreisförmig langsam um die Kniescheibe herum arbeiten. Drücken Sie die Daumen aber nicht tief in das Gelenk hinein.
- Wenden Sie sich als Nächstes dem Unterschenkel zu und streichen Sie die Muskeln rechts und links des Schienbeins in Richtung auf das Knie aus.
- Reiben Sie kräftig in Querrichtung über die Rückseite des Unterschenkels, um die Muskeln zu lockern, bevor Sie sie später zum Knie hin ausstreichen.

- Streichen Sie gefühlvoll vom Knie an aufwärts über die Rückseite des Oberschenkels.
- Kneten Sie die Muskeln zur Abwechslung erst vorsichtig, bevor Sie zu einer streichenden Bewegung übergehen.
- Kehren Sie zum Unterschenkel zurück und lassen Sie ihre Handflächen über die volle Länge des Muskels gleiten.
- Sehnen werden viel schwächer durchblutet als Muskeln. Kneten Sie daher die Achillessehne zwischen Daumen und Zeigefinger, um die Blutzirkulation anzuregen.
- Beenden Sie die Massage mit langen Strichen über die gesamte Länge des Beines, zuerst hinten, dann vorn.

Nützliche Massagetipps

- *Öl oder Creme lässt die Finger leichter auf der Haut gleiten.*
- *Streichen Sie immer in Herzrichtung und gleiten Sie dann mit der Hand drucklos zum Ausgangspunkt zurück.*
- *Bleiben Sie mit den Händen von Verletzungen weg. Dies ist nur für erfahrene Therapeuten.*
- *Sorgen Sie dafür, dass Sie nicht auskühlen.*
- *Wenn Sie sich selbst massieren, stellen Sie Ihren Fuß auf einen Stuhl, Knie gebeugt, um Unterschenkel sowie die Unterseite des Oberschenkels gut erreichen zu können.*

Muskel-Treibstoffe

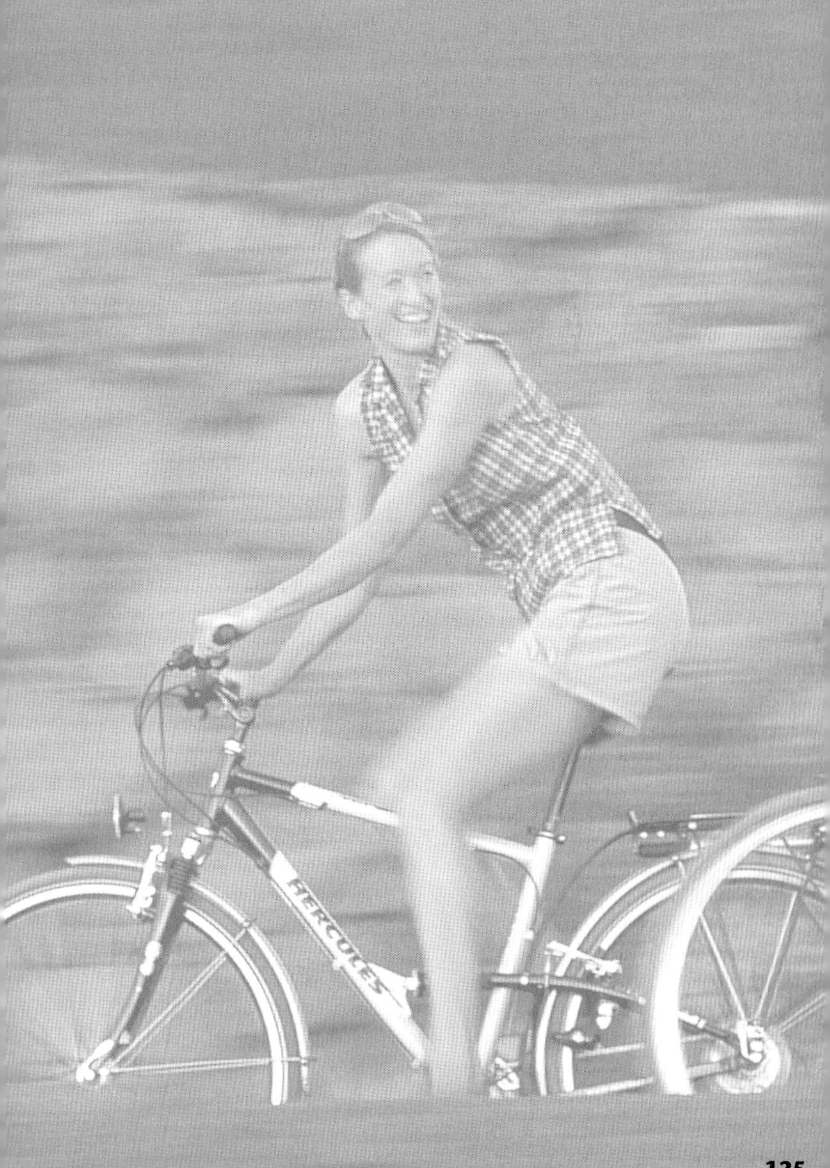

Muskel-Treibstoffe

Viele Sportler im Allgemeinen und Radfahrer im Besonderen haben ein enges Verhältnis zum Thema Essen. Sie sehen einen der größten Vorteile des Sportes darin, dass sie hierdurch viel mehr essen können als normal – ohne Gewichtszunahme! Auch falls dies nicht Ihre Motivation ist: Wenn Sie darauf achten, was und wie viel Sie essen, werden es Ihnen Ihre Gesundheit und Ihr Leistungsvermögen deutlich danken, auch ohne dass Sie an Ihren Trainingsgewohnheiten etwas geändert hätten.

Die Nährstoffe, die uns das Essen liefert, erfüllen diverse Funktionen: Sie werden als Energie gebraucht, für Gewebeaufbau bzw. -regeneration, und sie regulieren die Funktionen Ihres Körpers. Kohlehydrate zum Beispiel liefern Energie, Proteine werden im Gewebe verbaut, und Fett schützt verschiedene lebenswichtige Organe bzw. dient als Energiereserve. Kein Nährstoff wirkt auf sich allein gestellt – damit Sie ordnungsgemäß funktionieren, muss Ihre Ernährung sämtliche dieser Nährstoffe berücksichtigen. Daher muss Ihr Essen abwechslungsreich sein, um alles zu liefern, was Sie für den Sport und Ihr sonstiges Leben nötig haben. Es reicht nicht, sich auf ein kleines Spektrum von Lebensmitteln zu stürzen, von denen Sie wissen, dass diese gesund sind. Sie müssen alle gesunden Lebensmittel im Auge behalten. Ein Beispiel: Kartoffeln sind eine gute Energiequelle. Aber bei ausschließlicher Kartoffeldiät würden Ihnen diverse Vitamine, Mineralien, Fette und Proteine entgehen, die für Ihre Gesundheit essentiell sind, von sportlichem Training ganz zu schweigen. Abwechslung und Ausgewogenheit sind daher die Kernbegriffe gesunden Essens. Die sechs wichtigen Bestandteile der Nahrung sind Wasser, Proteine, Kohlehydrate, Fette, Vitamine und Mineralien.

Wasser

Der Zustand Ihres Körpers, sein Leistungsvermögen und seine Widerstandsfähigkeit gegen Verletzungen hängen in großem Maße von ausreichender Flüssigkeitszufuhr ab. Der Wasseranteil im Körper eines Erwachsenen hängt von dessen Statur ab. Bei Männern bewegt er sich zwischen 47 und 65%, während der Wert bei Frauen 43 bis 63% beträgt. Der Grund für den Unterschied liegt darin, dass Männer im Durchschnitt über mehr fettarme Muskelmasse verfügen als Frauen, und je weniger Fett da ist, desto mehr Wasser ist vorhanden.

Dehydration beginnt, wenn Sie weniger trinken, als Sie an Flüssigkeit verlieren. Wasser geht durch Schwitzen, die Atmung, in Ausscheidungen und bei anderen Körperfunktionen verloren, insgesamt täglich normalerweise etwa drei Liter. Bei starker Anstrengung können aber ohne weiteres auch pro Stunde ein bis zwei Liter als Schweiß ausgeschieden werden. Leider warnt Sie Ihr Körper nicht, wenn Dehydration einsetzt. Durst ist kein verlässliches Anzeichen. Er kann sich trotz ausreichenden Flüssigkeitspegels melden, dafür aber bei Dehydration ausbleiben. Bei Dehydration verdickt sich das Blut. Es besteht die Gefahr des Verklumpens. Die Fähigkeit des Blutes, Gehirn und Muskeln mit Sauerstoff zu versorgen, nimmt ab. Der Körper kann nicht mehr genügend Schweiß produzieren, um sich zu kühlen. Die Verdauung funktioniert nicht mehr ordnungsgemäß, und die Gelenke werden nicht hinreichend geschmiert. Ein Muskel, dem nur drei Prozent Wasser fehlen, verliert ungefähr zehn Prozent an Leistung und acht Prozent seiner Kontraktionsgeschwindigkeit.

Jedes beliebige Getränk führt dem Körper Wasser zu – z.B. Milch, Frucht- oder Gemüsesaft. Auch viele feste Lebensmittel enthalten Wasser. Am besten aber ist klares Wasser geeignet. Tee oder Kaffee sind dagegen kontraproduktiv – sie wirken harntreibend und entziehen dem Körper mehr, als sie ihm geben. Kaltes Wasser – unterhalb von 15° C – wird schneller absorbiert als lauwarmes. Es bildet auch ein Kältereservoir im Magen, das die Kerntemperatur des Körpers senkt. Damit kann der Körper effizienter Leistung erbringen. Wir kommen später noch auf die Flüssigkeitsaufnahme vor, während und nach dem Training zurück. Von rechtzeitigem und ausreichendem Trinken kann es abhängen, ob Ihre Fahrt einen sinnvollen Trainingseffekt hat oder eigentlich nur eine Fortbewegungsart ist. Die tägliche normale Flüssigkeitsaufnahme sollte zwischen zwei und drei Litern liegen, das Trinken während des Trainings nicht mitgerechnet. Um einen optimalen Flüssigkeitsspiegel zu garantieren, schlage ich vor, dass Sie zusätzlich zu Ihren sonstigen Getränken pro Tag noch fünf bis sechs Glas Wasser zu sich nehmen.

Protein

Nach Wasser stellt Protein den größten Anteil des menschlichen Körpers. Es ist der hauptsächliche Baustoff für die inneren Organe, Muskeln, Blut, Haut, Haare und Fingernägel. Auch für die Bildung von Hormonen, Enzymen und Antikörpern wird Protein benötigt. Jede einzelne Zelle des Körpers enthält Protein.

Rund um die Uhr läuft ein kontinuierlicher Regenerationsprozess des Körpers ab. Zum Erhalt der Gesundheit muss daher auch immer Protein verfügbar sein. Komplettes Protein besteht aus 22 Bausteinen, den Aminosäuren. Acht dieser Aminosäuren sind essentiell. Fehlt eine von ihnen in Ihrem Speiseplan, leidet der Körper an Proteinmangel. Er entnimmt dann den Muskeln dort gespeichertes Protein, um Herz, Nieren und andere lebenswichtige Organe versorgen zu können. Die Bedeutung von Proteinen wird daran deutlich, dass man sich ausschließlich von ihnen ernähren könnte. Bei Fett oder Kohlehydraten würde dies nicht funktionieren. Als Energiequelle sind alle drei verwendbar, aber nur mit Protein können Muskeln aufgebaut und instandgehalten werden.

Wer sich körperlich intensiv betätigt, benötigt mehr Protein als ein Mensch mit einer eher sitzenden Tätigkeit. Empfohlen wird eine tägliche Proteindosis von einem bis eineinhalb Gramm pro Kilo Körpergewicht. Der 70-Kilogramm-Radler sollte daher Tag für Tag 70 bis 105 Gramm Protein zu sich nehmen. Bei vier Kalorien pro Gramm Protein bedeutet dies 280 bis 420 Kalorien. Da der Körper Fett und Kohlehydrate schneller als Protein zur Energieerzeugung umsetzen kann, lässt er das Protein für diesen Zweck in Ruhe, sofern ein ausreichendes Fett- bzw. Kohlehydratangebot besteht.

Proteine, die alle acht essentiellen Aminosäuren enthalten, finden sich in tierischer wie pflanzlicher Nahrung. Beide sind gleichwertig. Gute Proteinquellen sind Fleisch, Käse, Milch, Fisch und Eier. Andere wichtige Lieferanten sind frische Bohnen, Erbsen und Soja. Pflanzliche Proteine, die sich in Linsen bzw. getrockneten Bohnen, Erbsen, Nüssen und Zerealien finden, sind unvollständig, da ihnen eine oder mehrere der essentiellen Aminosäuren fehlen. Hier muss man mehrere dieser Lebensmittel kombinieren, um vollständige Proteine zu bekommen. Leider enthalten viele proteinreiche Speisen auch große Mengen gesättigter Fettsäuren (vgl. S.131). Es empfiehlt sich daher, den Proteinbedarf hauptsächlich über Gemüse, Fisch und weißes Fleisch zu decken. Mageres rotes Fleisch und fettreduzierte Milchprodukte sind zweite Wahl.

Kohlehydrate

Kohlehydrate bilden bei den meisten Erwachsene den Hauptbestandteil der Nahrung. Sie sind die Energiequelle für Muskel- und Gehirnaktivität. Wie Protein ergibt auch hier ein Gramm vier Kalorien. Bei Fett sind dies neun Kalorien pro Gramm! Bei einem für die westliche Welt typischen Speiseplan werden 40 bis 60 Prozent des täglichen Energieverbrauches durch Kohlehydrate abgedeckt. Da der Körper Kohlehydrate am leichtesten in Energie umsetzen kann, verbrennt er diese lieber als Proteine oder Fette, insbesondere bei intensiverem körperlichen Einsatz wie z.B. Fahrradtraining.

Kohlehydrate lassen sich in zwei Gruppen einteilen. Bei einfachen Kohlehydraten, z.B. Rohr-, Frucht- und Milchzucker, handelt es sich um sehr kleine Moleküle, die aus einem oder zwei Zuckereinheiten bestehen. Komplexe Kohlehydrate (Stärken) finden sich in Kartoffeln, braunem Reis, Trockenbohnen, frischem Obst bzw. Gemüse, Vollkornbrot und Zerealien. Diese Moleküle sind viel größer; diverse Zuckereinheiten sind miteinander verbunden. Bei der Verdauung werden Kohlehydrate immer erst in einzelne Zuckereinheiten, hauptsächlich Glukose (Blutzucker), zerlegt und dann absorbiert und über das Blut zu den Körperzellen transportiert. Einfache Kohlehydrate lassen sich schneller zerlegen als komplexe. Komplexe Kohlehydrate haben daher eine Pufferwirkung: Es werden jeweils nur begrenzte Mengen Glukose in die Blutbahn freigegeben, dafür aber über einen längeren Zeitraum.

Überschüssige Glukose wird in Leber und Muskeln als Glykogen eingelagert, ein großes, stärkeähnliches Molekül, das aus mehreren Glukoseeinheiten besteht. Der Körper kann aber nur einen begrenzten Vorrat speichern, nämlich ca. 1600-2000 kcal., etwa der Tagesbedarf einer durchschnittlichen Person.

Forschungsergebnisse legen nahe, dass 60-65% der benötigten Energie über Kohlehydrate zugeführt werden sollten, und dass es sich im Wesentlichen um komplexe Kohlehydrate handeln sollte. Derartige Lebensmittel stellen nicht nur eine gute Energiequelle dar, sondern enthalten meist auch viele Ballaststoffe, die für die Verdauung wichtig sind.

Wie viel Kohlehydrate Sie in absoluten Zahlen brauchen, hängt davon ab, welche Menge Ihr Körper benötigt, um sein Gewicht zu halten. Grob gesagt haben körperlich aktive Frauen einen Bedarf von etwa 1600-2000 kcal. pro Tag, während dieser Wert bei Männern circa 2800 bis 3200 kcal. beiträgt. Frauen sollten damit sechs bis neun Portionen aus der Brotgruppe, drei bis vier Gemüseportionen und zwei bis drei Portionen Früchte anstreben (siehe Nahrungsmittelpyramide, Abb. 8., S. 133). Für Männer würden sich die Werte auf Elf, Fünf und Vier erhöhen, wenn sie sich körperlich betätigen. Geschlechtsunabhängig kommen noch drei Portionen aus der Milchsektion hinzu – eine weitere gute Kohlehydratquelle.

Während des Trainings oder Wettkampfes greift der Körper massiv auf das in Muskeln und Leber gespeicherte Glykogen zurück. Je mehr die Glykogenvorräte zur Neige gehen, desto wichtiger wird die in der

Blutbahn zirkulierende, absorbierte Glukose. Glykogenvorräte leiden sowohl unter wiederholten, kurzen Leistungsspitzen (Intervalltraining) als auch Ausdaueraktivität. Wenn der Glykogenspeicher leer ist, kann die Leistung sinken und sich Erschöpfung breit machen. Ein typisches Anzeichen für Glykogenmangel liegt vor, wenn man seine normale Leistung nicht erbringen bzw. halten kann. Das Gegenmittel besteht im Zuführen einfacher Zucker (z.B. Traubenzucker), die viel schneller als komplexe Kohlehydrate umgesetzt werden können.

Fette

Körperfett und Körperstatur

Der Körper besteht aus zwei Elementen: fettarmem Gewebe (Muskeln, Knochen, Blut) und Körperfett. Die jeweilige prozentuale Verteilung der beiden Elemente macht die individuelle Statur aus.
Es gibt drei Arten von Körperfett:

- Essentielles Fett. Dies ist zum Überleben wichtig. Es umgibt, isoliert und schützt Organe wie Herz und Nieren. Essentiell ist Fett auch zum Aufbau von Zellmembranen, Hirnsubstanz und Knochenmark.
- Geschlechtspezifisches Fett. Bei Frauen wird dies überwiegend in den Brüsten und um die Hüften gespeichert. Es sorgt für den Hormonhaushalt sowie die Menstruation. Bei Männern findet sich geschlechtsspezifisches Fett hauptsächlich um die Taille.
- Vorratsfett, eine wichtige Energiereserve (9 kcal./Gramm, mehr als doppelt soviel wie bei Protein und Kohlehydraten). Von den drei potentiellen Energiequellen ist Fett damit die ökonomischste. Bei langen Tagestouren mit relativ geringer Intensität spielt Fettverbrennung daher die Hauptrolle. Es kommt hauptsächlich bei Intensitäten bis ca. 50 Prozent der aeroben Maximalkapazität zum Tragen.

Diese dritte Fettart ist es, die vielen Menschen Kopfzerbrechen bereitet. Überschüssiges Vorratsfett bedeutet ein nicht unerhebliches Gesundheitsrisiko. Die Forschung macht Fettleibigkeit u.a. für Herzkrankheiten, Diabetes, Gallenprobleme und Bluthochdruck verantwortlich. Ferner fühlen sich Übergewichtige meist nicht wohl in ihrer Haut und können ihr sportliches Leistungspotential nicht ausschöpfen. Als normal ist bei Frauen ein Körperfettanteil von 18-25 Prozent zu bezeichnen (Männer: 13-18 Prozent). Körperfett lässt sich auf verschiedene Weise messen, z.B. elektrisch (viele Waagen haben diese Funktion inzwischen eingebaut) oder mechanisch, indem Hautfalten mit einer Art Schieblehre gemessen werden.

Es ist nie zu vergessen, dass ein Zuwenig an Fett auch schädlich ist. Hier tut sich das Risiko von Erkrankungen der Atmungswege sowie diverser Krebsarten und Verdauungsstörungen auf. Werden bei Männern fünf bzw. Frauen zehn Prozent Körperfettanteil unterschritten, kann der Körper nicht mehr normal funktionieren.

Fett in der Nahrung

Kalorien, gleich welcher Form, die der Körper nicht aktuell benötigt, wandelt er in Fett um. Daher besteht ein sehr enger Zusammenhang zwischen der Menge des vorhandenen Körperfettes und den Ernährungsgewohnheiten.

Die meisten Gesundheitsbehörden empfehlen, dass Fett nicht mehr als 30 Prozent der Gesamtnahrungsmenge ausmachen sollte. Eines der größten Probleme der in der westlichen Welt üblichen Ernährung besteht darin, dass der durchschnittliche Erwachsene etwa drei- bis fünfmal soviel Fett zu sich nimmt, als sein Körper eigentlich benötigt.

Fette (und Öle!) im Ernährungsbereich bestehen meist aus Tri-Glyzeriden, die jeweils aus einer Einheit Glyzerol und drei Fettsäureeinheiten zusammengesetzt sind. Diese Fettsäuren lassen sich nach ihrer chemischen Struktur in zwei Kategorien einteilen: gesättigte und ungesättigte. Die gesättigten Fettsäuren sind der Gesundheit am meisten abträglich, da sie den Cholesterinspiegel zu weit heben und damit Herz-/Kreislauferkrankungen fördern können. Sie finden sich hauptsächlich in tierischen Lebensmitteln wie Butter, Käse und fettem Fleisch. Die ungesättigten Fettsäuren, auf die Sie bei der Ernährung besonderen Wert legen sollten, stecken in erster Linie in Pflanzen und Fisch.

Das Wichtigste bei jeder vernünftigen Ernährung, speziell natürlich auch für den fitnessinteressierten Radfahrer, sind Ausgewogenheit und Abwechslung. Dies gilt auch für das Thema Fett. Wenn Sie durch das Radfahren Ihr Körperfett wegschmelzen lassen wollen, sollten Sie mit regelmäßigem Ausdauertraining in Verbindung mit einer gesunden Ernährung ziemlich schnell ziemlich weit kommen.

Vitamine und Mineralstoffe

Vitamine

Vitamine agieren als Katalysatoren für Verdauungsprozesse, bei denen Fett, Kohlehydrate und Proteine in Kalorien, d.h. Energie umgewandelt werden. Für diese chemischen Prozesse müssen Vitamine zugegen sein. Sie reagieren jedoch nicht selbst mit und werden dabei auch nicht verbraucht. Viele der körperlichen Vorgänge beim und nach dem

Training hängen von Vitaminen ab: Vitamin E zum Beispiel ist ein starkes Antioxydant, dass die Regeneration nach heftiger Anstrengung fördert und Krankheiten verhindert, indem es die Zellen vor den Angriffen der sogenannten freien Radikalen schützt.

Wenn Sie sich nicht ganz sicher sind, ob Ihre Nahrung genügend Vitamine enthält: Die tägliche Einnahme eines simplen, frei verkäuflichen Multi-Vitamin-Präparates sollte Ihnen Gewissheit geben und kann nicht schaden. Glauben Sie aber nicht, dass Vitamine alles sind, was Sie für Fitness und Gesundheit benötigen.

Mineralien

Mineralstoffe sind chemische Elemente, die im Körper entweder in elementarer Form oder in organischen Verbindungen vorliegen. Gleich Vitaminen sind sie für die ordnungsgemäße Funktion der Zellen unverzichtbar. Die beiden häufigsten Minerale, Kalzium und Phosphor, sind Hauptbestandteile des Knochens. Natrium und Kalium finden sich in allen Gewebeflüssigkeiten inner- und außerhalb der Zellen.

Magnesium, Chlor, Schwefel und Zink sind weitere Minerale, die eine Schlüsselrolle bei der Zellfunktion spielen. Die Spurenelemente Eisen, Mangan, Kupfer und Jod liegen in viel geringerem Umfang vor, sind aber für grundlegende zellchemische Prozesse von essentiellem Belang. Zum Beispiel ist Eisen für die Bildung roter Blutkörperchen unverzichtbar, die den Sauerstofftransport besorgen und damit für muskuläre Aktivität von äußerster Wichtigkeit sind.

Auch hier gilt, was eben über Vitamine gesagt wurde: Sofern keine medizinische Kontraindikation vorliegt, ist die Einnahme eines handelsüblichen Mineralpräparates als 'doppelter Boden' durchaus überlegenswert. Schließlich kann man nie sicher sein, inwieweit die heutigen Verarbeitungs- und Behandlungsmethoden, denen Lebensmittel unterworfen werden, deren Inhaltsstoffe ungeschoren lassen.

Gesünder Essen

Es ist keinesfalls kompliziert, sich gesund zu ernähren. Die folgende Ernährungspyramide bietet eine problemlose graphische Grundlage bei Ihrer Entscheidung für gesunde Nahrungsmittel. Die Pyramide sorgt für Abwechslung und gibt gleichzeitig die quantitative Richtung an, in der die Inhalte der verschiedenen Blöcke auf Ihrem Speiseplan erscheinen sollten. Keiner der Blöcke allein würde Ihren Körper mit allem versorgen, was er braucht. Sie können deshalb nicht den Inhalt eines Blockes zugunsten eines anderen unter den Tisch fallen lassen. Alle Nahrungsmittelblöcke sind gleich wichtig und gut, sollten aber im Interesse einer ausgewogenen Ernährung in unterschiedlichen Quantitäten konsumiert werden.

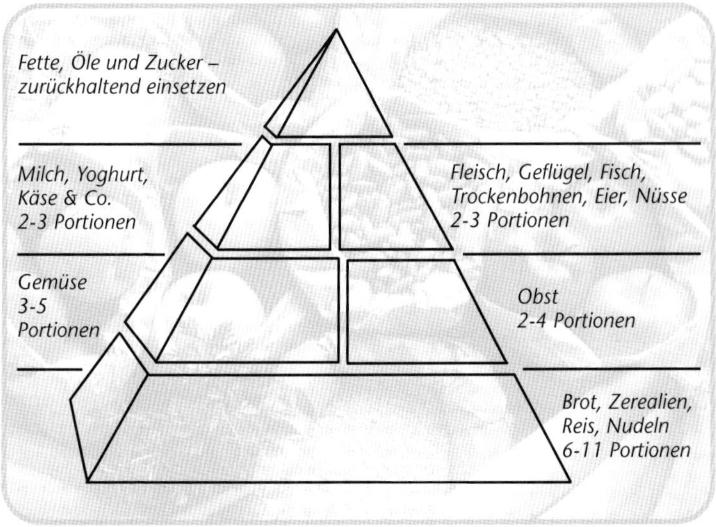

Abb. 8.1 Die Ernährungspyramide

Die Spitze der Pyramide

Bei Fetten, Ölen und Zucker sollten Sie Zurückhaltung walten lassen. Daher stehen diese in der kleinen Spitze der Pyramide. Im Klartext müssen Sie auf Salatdressings, Frittier- und Bratöl, Sahne, Butter, Margarine, zuckerhaltige Getränke, Süßigkeiten und Nachtisch achten. Diese liefern zwar Kalorien, enthalten aber kaum oder keine Vitamine und Mineralien.

Der Mittelbau

Protein ist in bescheidenen Mengen durchaus wichtig und nimmt daher das Obergeschoss des Mittelbaus ein. Milchprodukte, Fleisch, Fisch und Geflügel sowie Eier, Nüssen und Trockenbohnen sind reichhaltige Proteinlieferanten und enthalten weiterhin noch Kalzium, Eisen und Zink. Um Fett und Cholesterin im Griff zu behalten, wählen Sie Fisch sowie fettarmes Fleisch bzw. fettreduzierte Milchprodukte. Bei Geflügel lohnt es sich, auf die Haut zu verzichten. Vorsicht auch beim Frittieren bzw. Panieren.

Obst und Gemüse sind hervorragende Lieferanten von Vitaminen, Mineralien und Ballaststoffen. Pflanzliche Nahrung ist fett- und natriumarm sowie cholesterinfrei. Ein abwechslungsreicher Obst- bzw. Gemüseanteil Ihres Speiseplans sichert den täglichen Bedarf an Vitamin C (40 mg für Männer und Frauen) und anderen Nährstoffen. Bemühen Sie sich, vier bis fünf Portionen Obst bzw. Gemüse täglich zu sich zu nehmen. Dies fällt am leichtesten, wenn z.B. die Früchte nicht im Verborgenen blühen, sondern offen in einer Schale auf dem Küchen- bzw. Schreibtisch stehen. Um eine Portion zu definieren, brauchen Sie keine Waage. Zur Vereinfachung greifen wir auf die Tasse als Maß zurück. Jeweils eine Portion wäre:

- eine Dreivierteltasse unverdünnten Fruchtsaftes
- eine Vierteltasse Trockenobst
- eine halbe Tasse rohen oder gekochten Gemüses
- eine Tasse rohen Blattgemüses (z.B. Salat, Spinat etc.)
- eine halbe Tasse gekochter Bohnen, Erbsen oder Linsen

Bestimmte Forschungsergebnisse legen nahe, dass Ihr Krebsrisiko sinkt, wenn Sie fleißig Obst und Gemüse verzehren. Dies könnte an dem hohen Gehalt an Antioxydanten liegen. Diese helfen dem Körper, das Entstehen einer zu großen Zahl freier Radikaler zu verhindern bzw. mit diesen fertig zu werden. Freie Radikale sind Moleküle, die aufgrund von Sauerstoffoxydation mutiert sind. Es handelt sich um chemisch aggressive Stoffe, die willkürlich DNA und Proteine beschädigen. Körperliches Training, das ausreichend anspruchsvoll ist, um seinen Namen auch zu verdienen, fördert das Entstehen freier Radikaler. Die Vitamine A, C und E sind wirkungsvolle Antioxydanten, die hier entgegenwirken. Dies gilt auch für die Spurenelemente Selen und Zink.

Die Basis der Pyramide

Brot, Zerealien, Reis und Pasta – sämtlichst auf Getreide basierend – stehen ganz unten, denn auf ihrem Anteil baut sich die gesamte Ernährung auf. Das Ziel sind sechs bis elf Portionen täglich. Getreide beliefert Sie mit Ballaststoffen, Kohlehydraten, Vitaminen und Mineralien. Üblicherweise sind die Produkte fettarm. Hiermit wird die Grundversorgung von Hirn, Nerven und Muskeln sichergestellt. Damit die Fettarmut erhalten bleibt, sollten Sie mit dem Brotaufstrich restriktiv umgehen.

Der regelmäßig trainierende Radfahrer muss natürlich mehr Kalorien zu sich nehmen als ein Stubenhocker und vor allem auch die Zufuhr der für Ausdauerleistung wichtigen Nährstoffe erhöhen, wie z.B. komplexe Kohlehydrate, Eisen und essentielles Fett. Die geeignetsten komplexen

Kohlehydrate – von denen Sie am meisten profitieren werden – finden sich in Pasta, Reis, Brot und Getreide, aber auch den Kartoffeln, die ein Stockwerk höher angesiedelt sind. Wo immer möglich sollten Sie zur Vollkornvariante greifen, da dies der Verdauung förderlich ist.

Eine Portion – was ist das konkret?
Es folgen aus jeder Nahrungsmittelgruppe einige Beispiele für die Größe einer Portion. Wenn Sie mehr als die jeweils angegebene Menge essen, zählt das entsprechend als zwei oder drei Portionen. Sehen Sie zu, dass Sie täglich mindestens die Untergrenze der pro Nahrungsmittelblock vorgeschlagenen Menge erreichen. Wiederum dient die Tasse als das Maß aller Dinge.

Brot, Zerealien, Reis und Pasta (6 bis 11 Portionen)
- eine Scheibe Brot
- 30 g Müsli (je nach Art können dies eine Viertel- bis zwei Tassen sein; orientieren Sie sich an den Verpackungsangaben)
- eine halbe Tasse gekochter Zerealien (z.B. Haferschleim), Reis oder Nudeln
- ein halbes Brötchen
- drei oder vier kleine (Vollkorn-)Kekse

Gemüse (3 bis 5 Portionen)
- eine Tasse rohen Blattgemüses
- eine halbe Tasse anderen Gemüses, gekocht oder roh zerkleinert
- eine Dreivierteltasse Gemüsesaft

Obst (2 bis 4 Portionen)
- eine mittelgroße Banane, Orange, Nektarine, Pfirsich oder Apfel
- eine halbe Tasse zerkleinerten, gekochten oder Dosenobstes
- eine Dreivierteltasse Fruchtsaft

Milchprodukte (2 bis 3 Portionen)
- eine Tasse Milch oder Yoghurt
- 50 g Käse
- 60 g Käsezubereitung

Fleisch, Trockenbohnen, Eier und Nüsse (2 bis 3 Portionen)
- 60 bis 90 g gekochtes, fettarmes Fleisch, Geflügel oder Fisch (30 g Fleisch entsprechen einer halben Tasse gekochter Trockenbohnen, einem Ei oder zwei Teelöffeln Erdnussbutter)

Beispiele für den Speiseplan eines aktiv trainierenden Radfahrers

Die folgenden Beispiele sollen Ihnen eine Vorstellung von Zusammensetzung und richtiger Menge der Nahrung eines regelmäßig trainierenden Radfahrers vermitteln. Keinesfalls ist dies ist eine strikte Vorgabe, an die Sie sich halten müssten. Unter Umständen brauchen Sie persönlich zum Beispiel viel mehr Kalorien.

Frühstück
- eine Tasse Müsli
- eine Banane
- ein Teelöffel Margarine
- ein halber Liter fettarme Milch
- eine Scheibe Vollkornbrot
- ein Viertelliter Fruchtsaft

Mittagessen
- 150 g mageres Fleisch
- zwei Teelöffel Mayonnaise oder Senf
- eine halbe Tasse Kohl (Sauerkraut)
- Salat und Tomaten
- ein Brötchen
- zwei Vollkornkekse
- ein Pfirsich
- ein halber Liter Wasser

Abendessen
Hähnchenpfanne:
- eine Tasse gewürfeltes Gemüse
- zwei Tassen Reis
- eine Tasse Joghurt
- 90 g Hähnchenfleisch
- 2 Teelöffel Öl

eine Tasse Orangen- und Grapefruitstücke
ein halber Liter Fruchtsaft

für zwischendurch:
- drei Tassen Popcorn
- ein halber Liter Fruchtsaft

Vegetarier

Die Empfehlung einer kohlehydratreichen Nahrung führt bei vielen Radfahrern zu einer quasi-vegetarischen Ernährung. Ein strikter Vegetarier (Veganer) nimmt keinerlei tierische Nahrung zu sich. Laktovegetarier haben keine Einwände gegen Milch- und Milchprodukte. Ovolaktovegetarier lehnen auch Eier nicht ab. Semi-Vegetarier essen kein rotes Fleisch (Rind bzw. Schwein), langen aber bei Geflügel und Fisch zu. Zusätzlich achten die meisten Vegetarier (aber auch viele Nicht-Vegetarier) darauf, dass die Produkte aus biologischem Landbau stammen und möglichst wenig ver- und bearbeitet worden sind.

Eine der großen Sorgen bei vegetarischer Ernährung war immer, die Ausgewogenheit der Nährstoffzufuhr sicherzustellen. Während ein lacto- bzw. ovolactovegetarischer Speiseplan alles Benötigte liefern kann, birgt strikt vegetarische Ernährung die Gefahr eines Mangels an Eisen, Kalzium, Jod, Selen, Zink, Riboflavin sowie der Vitamine D und B12. Auch bei lactovegetarischer Lebensweise droht Eisenmangel, da das Haemo-Eisen fehlt, das sich im Fleisch findet. Dieses ist leichter absorbierbar als das aus pflanzlichen Quellen stammende Eisen und hilft de facto bei der Aufnahme pflanzlichen Eisens.

Um die ausgewogene Versorgung mit essentiellen Aminosäuren sicher zu stellen, muss der Vegetarier darauf achten, dass die Proteine seiner Speisen sich gegenseitig ergänzen. Bei dieser Ernährungsstrategie wird pflanzliche Kost mit geringem Aminosäurengehalt (z.B. Zerealien) mit Lebensmitteln kombiniert, die einen hohen Gehalt derselben Aminosäuren haben (Milch oder Bohnen). Um eine ausreichende Zufuhr hochwertigen Proteins zu garantieren, empfehlen sich die folgenden Zusammenstellungen:

- Pasta und Käse
- Reis und Milchpudding
- Zerealien mit Milch oder Ei
- Kartoffeln mit Ei oder Käse
- Reis und Bohnen
- Linsen und Brot

Wenn man auf einen abwechslungsreichen Speiseplan achtet und die Nahrungsmittel sinnvoll kombiniert, kann eine vegetarische Ernährung vollkommen hinreichend sein, so dass das Training nicht unter ihr leidet.

Nahrung fürs Training

Vor jeder Trainingseinheit gibt es drei wichtige Fragen, die Sie sich stellen sollten:

- Enthält mein Körper ausreichend Flüssigkeit?
- Verfüge ich über ausreichende Energievorräte für die anstehende Fahrt?
- Bestand genügend Zeit, meine letzte Mahlzeit zu verdauen?

Für kurze Fahrten unterhalb einer Stunde reicht es, Wasser dabei zu haben. Wenn Sie aber viel und intensiv trainieren, genügt Wasser allein nicht – Sie müssen sich unterwegs noch Kohlehydrate zuführen. Ansonsten besteht die Gefahr, dass Sie nicht Ihr volles Trainingspotential ausschöpfen können und damit Ihre wertvolle Zeit mehr oder weniger vergeuden.

Es ist deshalb wichtig, unterwegs zu essen – wobei die Nahrung auch flüssig sein kann. Bei Trainingsbelastungen über 60% sollten Sie zwei Stunden zuvor jedoch nichts mehr essen, sonst kann Ihr Magen unterwegs Ärger machen. Speziell für Intervalltraining ist ein leerer Magen extrem wichtig, um Probleme zu vermeiden. Da Sie außerdem viel schwitzen, müssen Sie größte Sorgfalt auf ausreichendes Trinken legen. Auch wenn Sie bei Intervalltraining nur insgesamt relativ kurze Zeit voll aktiv sind, kann schon eine halbstündige Trainingseinheit den Glykogenspeicher zur Neige gehen lassen – nehmen Sie daher ständig Energiegetränk zu sich und achten Sie auf ausreichenden Nahrungsnachschub nach der Fahrt (siehe unten).

Nach dem Training kommt etwas, das man Glykogen-Fenster nennt. Es bedeutet, dass der Körper zu diesem Zeitpunkt den geleerten Kohlehydratspeicher viel effektiver auffüllen kann als zu anderen Zeiten. Es empfiehlt sich daher, unmittelbar zu Trainingsende kohlehydratreiche Nahrung zur Hand zu haben. Streben Sie an, 50 Gramm Kohlehydrate sofort zu verzehren und weitere 100 Gramm innerhalb der nächsten vier Stunden. Insgesamt sollten Sie in den ersten 24 Stunden nach intensiver Anstrengung Ihrem Körper mindestens 600 Gramm Kohlehydrate zuführen.

Kohlehydratreiche Nahrung erhöht den Glykogenvorrat, aus dem die Muskeln versorgt werden, und steigert die allgemeine Leistungsfähigkeit. Jede Anstrengung von mehr als einer Stunde kann den Glykogenspeicher antasten. Hier lässt sich durch stündliche Zufuhr von 30 bis 75 Gramm Kohlehydraten in flüssiger oder fester Form gegenwirken. Nach langer Anstrengung (ab 90 Minuten) muss der Glykogenspeicher wieder grundbefüllt werden, vor allem, wenn Sie innerhalb der nächsten 12 bis 24 Stunden erneut trainieren wollen.

Trinken und Fahrradtraining

Ein ausreichender Wasserhaushalt in Ihrem Körper ist essentiell. Kohlehydrate werden mit Wasser im Muskel gespeichert. Wenn Sie viel Kohlehydrate zu sich nehmen, aber wenig trinken, wird anderem Gewebe Wasser entzogen. Sie sind dann schon fast dehydriert, bevor Sie auch nur den Fuß auf das Pedal gesetzt haben. Ausreichende Flüssigkeitszufuhr vor, während und nach der Fahrt hat positiven Einfluss auf die Leistungsfähigkeit. Sobald Sie mehr als zwei Liter Flüssigkeit pro Stunde verlieren, was bei heißem Wetter schnell der Fall sein kann, ist Trinken während des Trainings besonders kritisch.

Durst ist ein unsicherer Indikator für Flüssigkeitsmangel. Schon einige Schluck Getränk können Ihren Durst löschen, obwohl Ihrem Körper noch viel Wasser fehlt. Einfaches Wasser verdünnt das Blut schnell und stimuliert die Urinproduktion, wodurch noch mehr Flüssigkeit verloren geht. Beim Schwitzen geht vor allem Natrium verloren, so dass auch Ihr Getränk dieses Salz enthalten sollte. Solche Elektrolytflüssigkeit ist am besten geeignet, den Körper schnell wieder aufzufüllen. Wegen des Salzes bleibt Ihr Durstgefühl länger erhalten, und die Urinproduktion wird verlangsamt. Um die Muskeln mit Kohlehydraten zu versorgen, den Geschmack zu verbessern und die Gedärme zu verstärkter Flüssigkeitsaufnahme zu stimulieren, ist es auch kein Fehler, wenn Ihr Getränk Glukose oder schlichten Rohrzucker enthält.

Energiedrinks

Ein Energiedrink ist eine Mischung, die Kohlehydrate und Elektrolyte schnell ersetzt. Elektrolyte sind die in der Körperflüssigkeit gelösten Salze, die als Folge großer Anstrengung verloren gehen. Da der Energiedrink zum größten Teil aus Wasser besteht, führt er dem Körper gleichzeitig auch viel Flüssigkeit zu. Eigentlich ist ein Energiedrink überflüssig, solange Sie sich nur moderat anstrengen und nicht länger als 90 bis 120 Minuten fahren. Hierfür reichen die Vorräte Ihres Körpers. Allerdings lässt sich Ihr Energiespeicher nach Fahrtende schneller wieder auffüllen, wenn Sie schon unterwegs etwas zu sich genommen haben. Geschieht dies in flüssiger Form, stehen die Nährstoffe dem Körper innerhalb von nur 10 bis 15 Minuten zur Verfügung.

Energiegetränke erhalten Ihre Energie, haben aber auch eine harntreibende Wirkung, die während der Fahrt lästig ist. Manchen Fahrern wird von Energiegetränken sogar übel. Das Getränk muss Ihnen geschmacklich zusagen, sonst trinken Sie nicht genug davon und trocknen aus. Die beste Wirkung haben Getränke mit einer Zuckerkonzen-

Ausreichendes Trinken während des Trainings und danach

- *Wiegen Sie sich (ohne Kleidung) vor und nach dem Training, vor allem bei warmem Wetter. Für jedes Pfund Gewicht, das Sie verloren haben, trinken Sie zwei Tassen Wasser.*
- *Trinken Sie bevorzugt physiologische Kochsalzlösung (circa ein Teelöffel Salz pro Liter Wasser), damit der Körper die Flüssigkeit schnell aufnimmt. Setzen Sie 6-8 Prozent Trauben- oder Rohrzucker zu.*
- *Nehmen Sie zwei Stunden vor dem Training zwei bis drei Tassen Flüssigkeit zu sich.*
- *Trinken Sie 15 Minuten vor Trainingsbeginn weitere ein bis zwei Tassen.*
- *Trinken Sie während des Trainings mindestens alle 15 bis 20 Minuten eine Tasse (zwei Mundvoll).*
- *Trinken Sie zusätzlich die Mengen, die Sie auch an einem trainingsfreien Tag zu sich nehmen würden.*
- *Vermeiden Sie koffein- und alkoholhaltige Getränke, da diese harntreibend wirken und dem Körper dadurch Wasser entziehen.*

tration von 5-8 Prozent, da sie am schnellsten aufgenommen werden. Zu viel Zucker verzögert den Prozess und kann zu einer kurzfristigen Leistungsspitze führen, der dann ein Tief folgt. Fruchtzucker kann Magenprobleme verursachen und wird in jedem Fall langsamer aufgenommen. Dextrose und Rohrzucker werden langsamer verdaut als Glukose, aber immer noch schneller als Fruchtzucker. Aminosäuren beschleunigen die Aufnahme. Kochsalz und Kalium beschleunigen die Flüssigkeitsaufnahme und verbessern den Geschmack.

Auch mit fester Nahrung lässt sich der Energiehaushalt in Ordnung halten, aber es kann bis zu 30 Minuten dauern, bis die Nährstoffe die Blutbahn erreichen. Essen Sie daher rechtzeitig. Einfaches Wasser mit einer Prise Salz reicht zur Flüssigkeitsversorgung aus. Energiegetränke kosten dreimal so viel wie Bananen, bezogen auf die enthaltene Menge Kohlehydrate.

Der Markt an Energiegetränken ist sehr groß. Es gibt die verschiedensten Geschmacksrichtungen und Zusammenstellungen.

Für die meisten Radfahrer bewährt sich zur Energieversorgung während der Fahrt genau so gut ein simpler Glukosetrank mit vielen einfachen Glukosemolekülen, die schnell vom Blut aufgenommen werden können. Und viel billiger als ein echtes Sportgetränk ist er auch noch.

Schlank durch Radfahren

Wenn es Ihr Ziel ist, dauerhaft etwas für Ihre schlanke Linie zu tun, wird es Zeit, das tägliche Brot unter die Lupe zu nehmen. Essen spielt in unserem Leben eine große Rolle. Entscheidend für dauerhaften Gewichtsverlust ist, was wir essen und wie viel wir essen. Schlankheitsdiäten, in denen Ungeduldige den Instant-Erfolg suchen, bringen, so sie überhaupt Wirkung zeigen, schnelle, aber nur vorübergehende Gewichtsabnahme – den sogenannten Jojo-Effekt. Extremdiäten bergen zudem das Risiko, dass in erster Linie Muskelmasse, Wasserhaushalt und gespeicherte Energie angegriffen werden und gar nicht so sehr das eigentliche Fett. Dadurch ermüden Teilnehmer derartiger Diäten meist schnell und sind körperlich wenig leistungsfähig, was dann wiederum der Bewegungsarmut Vorschub leistet, welche wiederum das Risiko der Gewichtszunahme in sich birgt – ein Teufelskreis.

Der Kalorienbedarf ist für jeden unterschiedlich. Er hängt von Geschlecht, Alter und Bewegungsintensität ab. Gewicht ist ein Resultat von Kalorienzufuhr und -verbrauch. Übersteigt die Zufuhr den Verbrauch, nimmt das Gewicht zu. Um Gewicht zu verlieren, können Sie also weniger essen oder, wenn Ihnen diese Vorstellung nicht so recht schmeckt, mehr Energie verbrauchen, d.h. sich mehr bewegen.

Sie können auch beides kombinieren. Dann geht es am schnellsten. Wenn Sie täglich 500 Kalorien weniger als normal zu sich nehmen, verlieren Sie in der Woche ein Pfund Gewicht. Reduzieren Sie dagegen die Speisezufuhr um täglich nur 250 Kalorien, verbrennen dabei jedoch weitere 250 Kalorien pro Tag durch zusätzliche Bewegung, verlieren Sie auch ein Pfund Gewicht in der Woche, aber auf eine gesündere, ausgewogenere Weise.

Radfahren ist eine ideale Methode, Gewicht zu verlieren. Bei einem Sport, der Spaß macht und den Sie in Ihr sonstiges Leben mit einbauen können, droht kaum jemals Motivationsmangel. Je fitter Sie werden, desto intensiver können Sie zur Sache gehen, und desto schneller verbraten Sie überflüssiges Fett – genau die Umkehr des Teufelskreises. Im folgenden noch einige Tipps für die Praxis.

Ein paar zusätzliche Hinweise

- *Übertreiben Sie es nicht mit Ihrer Einschränkung der Nahrungsaufnahme, sonst fühlen Sie sich bestraft. Die Folge wäre die Gefahr, dass Sie zwischendurch über die Stränge schlagen oder gar dauerhaft zum ursprünglichen Essensniveau zurückkehren. Außerdem verlangsamt sich Ihre Verdauung extrem, wodurch Ihr Gewicht zunehmen kann, anstatt gleich zu bleiben.*
- *Überwachen Sie sich und Ihre Gewohnheiten. Schreiben Sie auf, wo, wann und was Sie essen und wie Sie sich dabei fühlen. Sie können dann Ihr Essmuster erkennen. Ein Bewusstsein der Essgewohnheiten ist der erste Schritt in Richtung auf eine Änderung bzw. der Einführung eines neuen, besseren Ernährungsverhaltens.*
- *Seien Sie realistisch bei der Festlegung Ihres Idealgewichtes und der hierfür benötigten Zeit. Gewicht verliert sich nicht über Nacht.*
- *Seien Sie auf Rückschläge gefasst und akzeptieren Sie sie. Wenn Sie einmal über das 'erlaubte' Maß hinaus zugelangt haben, heißt dies nicht, dass Ihre Bemühungen gescheitert sind. Konzentrieren Sie sich darauf, weiter zu machen, und bestrafen Sie sich nicht für Ihren Ausrutscher. Ihre Absicht, Ihr Körpergewicht zu optimieren, ist eine Langzeitinvestition in Ihre Gesundheit. Es kommt daher dabei nicht auf einige Tage an.*
- *Zum gesunden und wirkungsvollen Abnehmen gehört unbedingt Abwechslungsreichtum der Ernährung gemäß der bereits behandelten Nahrungspyramide. Nehmen Sie ausreichend kohlehydratreiche Kost zu sich, um beim Trainieren nicht auf dem berühmten Hungerast zu landen. Reduzieren Sie in erster Linie den Fettanteil Ihres Essens, anstatt insgesamt die Kalorienzufuhr drastisch abzusenken.*
- *Wiegen Sie sich nur alle zwei Wochen, immer am gleichen Tag und zur gleichen Zeit. Gewicht unterliegt nicht unerheblichen Schwankungen. Tägliches Wiegen kann daher zu Enttäuschungen führen.*
- *Bedenken Sie vor allem, dass es nicht in erster Linie auf das Gewicht ankommt, sondern den Fettanteil Ihres Körpers. Merken Sie sich die Größe der Hautfalten, die Sie zwischen Daumen und Zeigefinger zusammendrücken können. Halten Sie auch bei dieser Prüfung einen Zweiwochenrhythmus ein. Es ist durchaus möglich, dass Sie Fett verlieren, gleichzeitig aber Ihr Gewicht insgesamt durch den Zuwachs an Muskelmasse steigt. Machen Sie sich daher nicht zum Sklaven Ihrer Badezimmerwaage.*